PHNブックレット **19**
全国保健師活動研究会 企画・編集

生命(いのち)と生活(くらし)の統計

SPA研がめざした住民の声と
SPA法を生かす保健活動

藤岡光夫・吉峯悦子・瀧口京子●編著

JN163922

萌文社

発行にあたって

　一定の地区を担当し、ここに暮らす住民の健康問題を支援する保健師にとって、地区の状況の把握を行う「地区診断」は地区活動の基本とされ、地区の理解のために保健師が先ず取り組むのは、地域の人口動態や各種衛生統計からの実態把握です。さらに、集団の衛生（公衆衛生）を担う自治体の保健師には、この統計を読み、「地区診断」に活用できる能力だけではなく、統計の手法を用いて活動の報告書の作成や、保健事業の予算要求の資料作成を行う能力も求められます。

　"統計"に対する専門知識を持つことは、保健師活動を行う上で非常に重要であり、基本になるものですが、では統計とは何か、統計から何を読み取るかについては、余り深く考えられていないように思います。一般的に統計は、健診率や異常なしの割合、他地区との比較、健康問題の順位等々、いわゆる数値から見る問題の処理が中心で、私も保健所に就職をした当時は軽く考えていました。しかし、「自治体に働く保健婦のつどい」（＝全国保健師活動研究会）に参加し、大阪大学衛生学教室の丸山博先生から助言を受けて、〈目からウロコ〉の思いをしました。

　丸山先生は、厚生省が厚生統計を行う部署を新設した時の専門官で、統計学の大家であり、大阪の若い保健師と共に森永ヒソミルク被害児の14年目の訪問に取り組み、被害の実態調査から保障の制度化に貴重な資料を提示したことで知られていますが、先生は乳児死亡の統計は「言葉が出ない乳児の声無き声が聞こえるように」を強調しました（著書『死児をして叫ばしめよ』丸山博著作集①、農文協出版）。この丸山先生から直接指導を受けたのが、統計学の藤岡光夫先生です。

　私達は島根大学に赴任された藤岡先生（現、静岡大学）の紹介を受け、島根や鳥取の保健師が中心になり「統計研究会」が誕生、その後、熊本等統計の自主研究会が各地に生まれ、この保健師達が「SPA研究会」を発足させました。このPHNブックレットでは、統計の真の意味を学び、個々の住民の声無き声が見える統計への取り組みを期待しています。

2018年1月

　　　　　　　　　　全国保健師活動研究会（編集担当　菊地）

目次

〈発刊にあたって〉……3

第1章　はじめに……………………………………（藤岡光夫）　7

第2章　公平な健康実現を目指す保健活動と調査研究の課題（藤岡光夫）　9
2-1 社会と住民／2-2 人権としての健康と Health for All の視点／2-3 健康の社会的決定要因／2-4 健康を総合的に把握する生活機能分類（ICF）／2-5 生命（いのち）と生活（くらし）をみる事例研究と統計研究

第3章　生命と生活に関する公的統計………………（藤岡光夫）　15
3-1 統計と公的統計、社会統計学／3-2 公的統計のデータ入手と統計データベースの利用／3-3 地域人口と世帯に関する統計／3-4 結婚、出産に関する統計／3-5 死亡に関する統計／3-6 就業・雇用に関する統計／3-7 賃金統計／3-8 労働時間統計／3-9 所得分布、所得格差に関する統計／3-10 保育に関する統計／3-11 年金と福祉に関する統計／3-12 健康、保健と医療に関する統計
〈■コラム①…30〉

第4章　事例研究と統計研究…………………………（藤岡光夫）　31
4-1 社会情報と社会調査／4-2 社会情報の観察方法と伝統的な社会調査法／4-3 近年の社会調査の方法と保健調査の課題／4-4 保健調査とSPA法／4-5 SPA法による調査研究の実践／4-6 SPA法による分析結果

第5章　保健活動における実践例……………………………………43
5-1 統計調査と分析…………………………………（吉峯悦子）　43
　1）歴史を振り返る機会を得て…43
　2）長崎市被爆者相談事業の経過…44
　3）被爆者健康調査…48
　4）まとめ…77

5-2　統計調査と施策化……………………………………………………80
　5-2-1　2歳児調査（瀧口京子、田中美穂）…80
　　1）はじめに…80
　　2）横浜統計研究会の発足とその背景…81
　　3）調査の取り組みのきっかけと鶴見区の概況…83
　　4）調査過程と保健師の気づきや学び…85
　　5）施策に向けて…115
　　6）まとめ…117
　　7）調査経験者の声…123
　　〈■コラム②…125〉
　　〈■コラム③…126〉

　5-2-2　0歳児調査（加藤節子）…127
　　1）はじめに…127
　　2）金沢区の概況…127
　　3）調査のきっかけ…128
　　4）調査の概要と経過…128
　　5）報告会後の展開…139
　　6）まとめ…140

5-3　退職後の保健師の活動……………………………………………142
　1）退職保健師が子育てサロンの一ボランティアとして思うこと
　　　　　　　　　　　　　　　　　　　　（加藤節子）…142
　2）退職保健師のひとり言（阿部恵美子）…145

第6章　あとがき……………………………………………………149

第1章 はじめに

　本書を編集、執筆しながら、この数十年を振り返る機会を得た。半世紀に近い40数年前に丸山博先生に出会い、その後、先生から保健活動やSPA法の起源となる話を伺い強い関心をもった。その頃、大阪で開催された「若いと思う保健婦の集い」に参加する機会を得て、日本の保健活動を担う意欲的な保健師の姿に感動をしたことが、その後の活動のきっかけとなった。

　島根大学に在職中、最初の保健活動の統計研究会の活動が島根県で始まった。数年後、静岡大学への赴任を契機に、自分が研究を続けている社会統計学の知識を、公平な健康実現を目指す保健活動に活用したいと考えていたが、統計に関心をもつ保健師が全国で増え、各地で統計の学習会や研究会（SPA研）が発足した。30年という長い年月が経過し、理想との乖離は当然のことで、壁に直面することも多々あったが、いつしか本物を目指す保健師との協同の活動が進んでいた。その間、ILOでの国際的な研究活動の経験の一方で、WHOのアルマ・アタ宣言やオタワ憲章、ICF、健康の社会的決定要因最終報告、など健康問題に取り組む世界の潮流や国際的な研究に触れる機会を得て、SPA研での統計実践が国際潮流の流れに沿っているものであると確信を深めていった。本書で解説するWHOにおける健康格差縮減への一連の取り組みとSPA研の活動時期は、ほぼ重なっている。SPA研の保健活動は、全国に広がり、北海道、東北、関東、東海、関西、中国、九州各地で、多様な実践活動が展開された。

　この間、SPA研究会のメンバーは地道に活動し、熱く語り合い、

感動し、そして時には涙を流しながら、住民の健康を衛る保健師と研究者の協同の活動を積み上げてきた。そのプロセスには、喜びのみでなく苦悩、辛苦を感じることすらあり、決して平たんな道ではなかった。中には、体調を壊したり、重篤な病いを経験された保健師の方々もおられた。私自身も、一時期、心身の酷使は限界に達していたことを、後で気づかされることになった。その自分自身の経験が健康問題への関心を一層強めていくことになった。

今回、これまでのSPA研の活動に関わってきた保健師の活動と理論的研究成果を記録し、本書にまとめることとなった。いくつかの統計調査に応じてくださった住民の方々の「期待」や「叫び」、「保健師のおもい」を可視化し、社会統計を通じて保健活動に貢献する役割は我々以外にできないことであることを痛感し、責務を果たすべく、本書を刊行することにした。本書では、実践活動の中で、長崎の被爆者健康調査、横浜の乳児期の母子保健調査、2歳児の母子保健調査を取り上げる。

今、日本の保健活動をめぐる情勢が厳しくなる中で、SPA研の活動として、歴史に残せる日本の保健活動の一端をここに記録する意義を再確認したいと思う。本書が、住民の「生命（いのち）」と「生活（くらし）」に向き合い、健康格差の縮減、公平な健康実現を目指す活動に、とくに住民の健康を衛もる保健師の方々の活動に寄与しうることを期待する。

第2章 公平な健康実現を目指す保健活動と調査研究の課題

2－1 社会と住民

　地域住民は、社会の中で、その一員として、社会生活を営みながら、生きている。人々の集まりは人口と呼ばれるが、人口は、人間の集まりという単なる生物的集団ではなく、歴史的、地域的、社会的に規定された人間の社会的集団である。

　人口は、社会や経済との相互関係の中で、成り立っている。少子・高齢化や過疎化など、人口の構造や変化が社会に影響を及ぼすこともあり、その逆に社会の諸条件が人口にも影響を及ぼすこともある。地域人口は、集団として把握され、男女年齢構造や出生、結婚、死亡、移動など人口全体として観察される。それらの特徴も平均的に示される。しかし、地域人口を形成し、この構造や変動をもたらすのは、そこに住む個々の住民である。人間は、出生によってこの世に生を受けて以後、成長し、結婚や出産、育児、就学、就労などを経て、やがて高齢期になって死亡に至る過程で、多様な生活や健康に関わる問題が生ずる。地域人口を構成する１人１人の住民は、それぞれ異なる社会的、経済的条件や家族状況、生活環境などがあり、決して均質な集団ではない。

　したがって、地域で生活をする住民の健康は、身体構造や身体機能だけで一面的に捉えられるものではなく、就労、生活、社会との関わりなどにおいて総合的に把握しなければならない。地域住民は、多様性、独自性、特殊性などをもつ人々の集まりと考えねばならず、そこには社会的に不利な条件にある人々が含まれ、健康格差が生じていることを忘れてはならない。住民の健康を生活との関連で把握

する必要がある。

2−2　人権としての健康と Health for ALL の視点

　WHO 憲章において、「健康とは、身体的、精神的、社会的に完全に良好な状態であり、単に疾病又は病弱の存在しないことではない。」と定義されている。さらに、「達成可能な最高水準の健康を享受することは、人種、宗教、政治的信条、経済的・社会的条件にかかわらず、すべての人間が有する基本的人権の一つである。」と明記されている。

　1978 年の WHO のアルマ・アタ宣言では、「人々の健康の増進と予防は、持続的な経済及び社会発展の基礎であり、より良いクオリティ・オブ・ライフと世界平和に貢献するものである」とされ、社会的に共有すべき課題としての健康増進と予防の重要性を指摘した。その上で、「可能な最高水準の健康への到達が、保健分野に加え他の多くの社会的経済的分野の行動を必要とする最も重要な世界的な社会目標であることを再び強く断言する」として Health for All の視点を強く打ち出した。健康の不平等について、「発展途上国と工業先進国の間」のみでなく、「それぞれの国の内部における人々の健康状態の著しい不平等」は、政治的、社会的そして経済的に容認できるものではないとし、「人々の健康の増進と予防は、持続的な経済及び社会発展の基礎」であるとする。健康増進と予防への取組みにおいて、「住民は個人として、また共同して、自らの健康管理の企画と実施に参加する権利と義務を有する」とする一方で、「政府は、適切な保健及び社会的な施策への取組みによってのみ実現しうる住民の健康に対する責任を負う」とし、公的責任を明記した。その取組みの中心となるプライマリ・ヘルスケアは、「地域の個人や家族に受け入れられる手軽な方法」で、「かれらの完全な参加」

を通じて、「一般的に利用できる不可欠の健康管理を行うための実用的な取組み方法」であるとされている。

同宣言では、2000年までにHFAを実現するという目標を掲げたが、現実には、健康格差が拡大し、宣言の目標達成には程遠い状況となり、同宣言への批判もあった。しかし、その趣旨は後述の「健康の社会的決定要因最終報告書」に引き継がれることになる。

オタワ憲章（1986年）では、"Health for All"の実現を目指す行動として、①公共的な保健政策の策定、②健康支援の環境づくり、③地域活動の強化、④健康づくりの個人技能開発、⑤保健サービスへの方向づけ、という具体的方向が示された。

1998年の「世界保健宣言」（WHO）では、健康問題への取り組みが、社会的な共通課題であるとし、「健康と福祉の改善は社会発展の最終目標」として位置づけられている。この宣言では、不健康に苦しみ、十分な保健サービスを受けない人々、あるいは貧困による健康への影響を受ける人々に対する最大限の配慮の必要性、健康の社会的格差縮減への課題を再確認している。健康格差改善への課題が社会全体の課題であることが明示されている。このような流れの中で、Health for All の視点に基づく取り組みは、以後、多くの先進諸国で進められてきた。

2-3　健康の社会的決定要因

2000年代に入り、健康格差の拡大を背景に、健康を規定する社会的要因に関する研究が進展し、WHOは健康格差とその背景にある社会経済的な健康規定要因の研究に取り組み始めた。2005年にWHOに「健康の社会的決定要因に関する委員会」が設置され、2005年8月には、「健康格差への取り組みのためのEUサミット」（36か国参加）が開催された。これらを受けて2008年に「健康の

社会的決定要因」に関する最終報告書を発表した。

　この報告書では、現状の問題として、貧困者の劣悪な健康状態、国内の健康格差、国家間における健康の不公平があることをふまえ、健康格差の決定要因として「権力、資金、物資およびサービスの不平等な分配」と、「人々の生活環境（すなわち保健医療、学校、教育へのアクセス、労働と休養、家庭、コミュニティ、町や市）の問題を取り上げた。健康改善への取り組み課題として、日常的生活状況（教育、環境、雇用、ヘルスケアなど）の改善とともに、健康格差の測定と理解、および取り組み効果の評価の重要性を指摘した。実態を正確に把握し、改善、解決のための取り組み評価のためには、「健康格差の測定」、すなわち統計的な把握が不可欠であるものと考えられる。

　日本でも、日本学術会議（2011）が、「日本における健康格差の現状と課題、政策提言」を発表し、健康格差をもたらす要因として学歴や所得、職業階層、雇用形態、医療へのアクセスなどの要因を指摘した。

2－4　健康を総合的に把握する生活機能分類（ICF）

　人間の健康を単に身体的な問題としてではなく、社会的な要因との関連で総合的に捉える視点の国際標準を示したものが、ICF（「国際生活機能分類」2001 年）である。従来、事例調査や統計調査をする調査主体の側で検討されていた健康を総合的に捉えるための多様な要因が、国際標準として体系化されたことの意義は大きい。

　ICF は、人間の健康とそれにかかわる生活を、(1)「心身機能」、(2)「身体構造」、(3)「活動」、(4)「参加」、およびそれらに影響を及ぼす「環境因子」と「個人因子」の視点で．健康に関わる要因合計約 1500 項目に分類している。

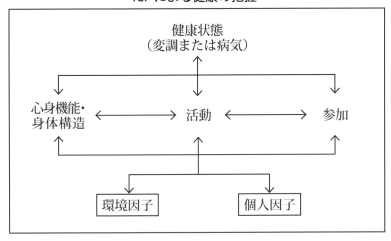

(出所)「国際生活機能分類－国際障害分類改訂版－」(厚労省)

　ＩＣＦの(1)「心身機能」の分類では、心血管系・血液系の機能、精神機能など８大分類、(2)「身体構造」の分類では、心血管系・免疫系・呼吸器系の構造や神経系の構造など８大分類となっている。しかし、注目すべきことは以下のように、人間の健康を規定する要因を身体構造や心身機能以外に、(3)および(4)の「活動と参加」に関わる要因について以下の大分類項目として挙げている点である。①学習と知識の応用、②一般的な課題と要求、③コミュニケーション、④運動・移動、⑤セルフケア、⑥家庭生活、⑦対人関係、⑧主要な生活領域、⑨コミュニティライフ・社会生活・市民生活の９つである。さらに、環境因子として、①生産品と用具、②自然環境と人間がもたらした環境変化、③支援と関係、④態度、⑤サービス・制度・政策を提示する。

　これら、心身機能、身体構造、活動、参加、環境因子に加えて、個人因子を含めて健康を総合的に把握しており、決して、人間の健

康を身体構造や機能だけで捉えてはいない。ICF は、様々な分野に共通の科学的基盤、情報伝達と情報共有のコミュニケーション手段として位置づけられる。利用上の注意点として、とくに、所得要因が明示的には組み込まれていない点があり、その他、地域住民の健康実態把握に必要な項目が不十分な場合もありうるため、地域の実情に応じて補足、応用が必要なこともある。

2－5 生命(いのち)と生活(くらし)をみる事例研究と統計研究

　地域住民の健康実態の把握のためには、健康を「身体的、精神的、社会的に良好な状態」であるという WHO の健康の定義を踏まえ、「プライマリ・ヘルスケア」の視点や「健康の社会的決定要因」および ICF の健康規定要因などを基礎にする必要がある。健康実態の科学的把握には、個別事例の複雑な健康規定要因を把握する質的調査・研究の視点と、集団的、統計的に観察する統計的調査・研究の視点の両者が重要である。

　健康を身体的な構造や機能だけではなく、社会的要因との関連において総合的に把握することは、国際的な基本視点となっている。人々の健康を把握するには、このことをふまえ、第一に、個別事例の健康を環境、社会要因を含め質的総合的に把握する事例調査、事例研究と、第二に、住民の健康実態を統計により数量的に把握する統計的研究方法、の2種類の方法が必要である。さらに、統計的な研究方法には、(1)公的統計による把握と、(2)科学的な統計方法に基づき全体をカバーする統計調査がある。課題に対応して対象を限定して実施される社会調査による統計的調査の方法もある。

第3章　生命と生活に関する公的統計

3－1　統計と公的統計、社会統計学

　生活、健康に関する統計は、自然現象とは異なり、社会性、歴史性をもつ。統計は、社会的集団現象を数量的に把握したものであり、直接調査により作成される他、業務資料などを利用して間接的に調査する方法や加工、推計により作成されるものもある。その結果は、通常、統計表という形で表示されるが、現在では、膨大なデータから必要な情報だけを取り出すデータベース形式のものや、オーダーメイド集計、あるいは匿名データなどの電子情報も利用できる。

　統計調査の歴史は古く、すでに、紀元前3000年頃にはエジプトや中国で人口調査が実施されている。近代的な統計は、18世紀後半から19世紀にかけて、産業革命の進展、社会経済の発展に伴う社会現象の複雑化や社会問題の表面化を背景に、全体的、網羅的で、正確な事実資料として、作成されるようになってきた。19世紀後半には、政府統計を中心に生産、消費、物価、賃金、住宅、死亡、衛生状態など社会の多方面にわたる近代的な統計が整備され、次第に拡充されてきた。

　政府や自治体など公的機関により作成されるものを公的統計といい、印刷された統計報告書および電子情報で公表される。国連でも公的な情報利用に関する市民の権利を保障すべく、公的統計の公表を義務付けている。日本では、様々な公的統計の総合ポータルサイトとして、e-Statがある。

　統計学には、17世紀に始まるイギリス政治算術、フランス確率論、ドイツ国状論の3つの源流があった。確率論は、19世紀後半

以降、英米派数理統計学に発展した。この流れとは別に、ドイツでは、19世紀後半以降、社会統計学が発展し、社会統計の作成メカニズムの克明な研究や、統計の測度や指標の開発など統計利用方法の研究がすすんだ。統計学は数理統計学と同じと考えられがちであるが、日本でも社会統計学は戦前から研究が始まり、戦後、多方面で研究が進展した。丸山博先生は、戦後日本の衛生学や衛生統計学を専門とされてきたが、社会統計学の研究者とともに、戦後日本の社会統計学の基礎を築かれた。筆者は、社会統計学を専門として研究を続ける一方、丸山先生の衛生統計研究に学び、社会統計学の調査、解析方法論や健康問題に関わる統計研究を続けてきた。

　公的統計の調査方法に関しては、調査対象として①全数を調査する悉皆調査、②特定対象に限定する一部調査、③無作為標本抽出法による標本調査の方法がある。大規模標本や小規模標本による調査があるが、調査対象の特性や、実情に応じて、必要性と実現可能性を考慮し、調査方法が選択される。統計を利用する際、科学的な方法によらない少数の標本を調べて、安易に検定や推定を行い、結論を導くようなことは慎まねばならない。

　統計作成方法からみると、①直接調査の他、②業務資料などの間接調査、さらに③加工や④推計により作成される統計がある。同じ統計でも様々な種類があり、利用に際して注意が必要である。公的統計を正しく利用するには、作成方法、定義、事実反映性、カバレッジ、誤差、公表・提供方法などのメタデータを検討することが必要である。この問題に関して、1990年代以降、国際的な研究が進んだ結果、現在では「統計の品質」に関する詳細な検討項目が整理されている。（総務省「公的統計の品質ガイドライン」）

3−2　公的統計のデータ入手と統計データベースの利用

　公的統計を利用するためには、いくつかの方法がある。従来からの方法としては、(1) 各種統計に関する統計報告書の入手、(2) 各種の統計がまとめられている二次資料（「日本の統計」などの統計資料集、「人口白書」などの解説入りの統計資料）がある。しかし、それらから必要とする統計データが入手できるとは限らず、目的に応じて必要なデータを入手するには、図 3-1 に示す「政府統計の総合窓口 e-Stat から電子データとして入手するのが便利である。

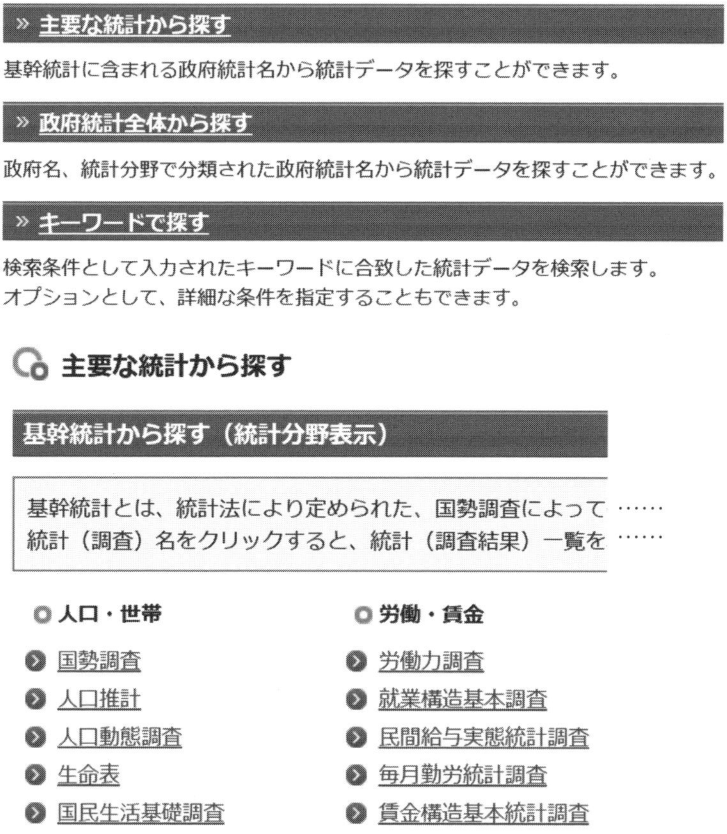

» **主要な統計から探す**
基幹統計に含まれる政府統計名から統計データを探すことができます。

» **政府統計全体から探す**
政府名、統計分野で分類された政府統計名から統計データを探すことができます。

» **キーワードで探す**
検索条件として入力されたキーワードに合致した統計データを検索します。
オプションとして、詳細な条件を指定することもできます。

主要な統計から探す

基幹統計から探す（統計分野表示）

基幹統計とは、統計法により定められた、国勢調査によって ……
統計（調査）名をクリックすると、統計（調査結果）一覧を ……

- 人口・世帯
  - 国勢調査
  - 人口推計
  - 人口動態調査
  - 生命表
  - 国民生活基礎調査

- 労働・賃金
  - 労働力調査
  - 就業構造基本調査
  - 民間給与実態統計調査
  - 毎月勤労統計調査
  - 賃金構造基本統計調査

図 3-1　公的統計の入手 ─ e-Stat 政府統計の総合窓口

	男女・年齢・配偶関係		
4-2	出生の月(4区分)，年齢(各歳)，男女別人口(総数及び日本人) – 全国※，全国市部・郡部，都道府県，21	CSV	DB
4-3	出生の月(4区分)，年齢(5歳階級)，男女別人口(総数及び日本人) – 全国※，全国市部・郡部，都道府県，21大都市	CSV	DB
5-1	配偶関係(4区分)，年齢(各歳)，男女別15歳以上人口，配偶関係別割合及び平均年齢(総数及び日本人) – 全国※，全国市部・郡部，都道府県，21大都市	CSV	DB

図 3-2　対象統計表の選択（「人口等基本集計結果」→全国結果）

　データの提供形式は、表計算形式と必要な情報を検索・抽出して利用できるデータベース（DB）形式のものがある。

　データベースを利用するには、まず、対象統計の名称、対象年次、統計表を選択する。図 3-2 は、国勢調査の、表 4-3 の男女年齢（5歳階級）別人口に関する表の選択画面である。表の右側に DB と表されている部分をクリックするとデータベース利用の準備ができる。必要な検索条件を設定し、静岡県の男女年齢別人口を抽出し、ダウンロードをして利用する。国勢調査以外にも多様な統計が利用でき、市町村レベルのものもある、DB がないものは CSV（テキスト）やエクセルファイルを利用する。

	静岡県	
	男	女
0～4歳	81,285	77,735
5～9歳	86,700	81,482
10～14歳	90,386	85,693
15～19歳	85,308	80,837
20～24歳	79,212	77,178
25～29歳	102,426	93,923
30～34歳	118,205	109,767
35～39歳	141,678	132,422
40～44歳	127,056	119,296
45～49歳	118,074	113,019
50～54歳	115,071	112,767

図 3-3　抽出結果
（静岡県、男女、年齢 5 歳階級別人口）

3－3　地域人口と世帯に関する統計

　地域に住む人々は、社会の一員として、生活を営みながら、生きている。人々の集まりは、人口と呼ばれるが、人口は、人間の集まりという単なる生物的集団ではなく、歴史的、地域的、社会的に規定された人間の社会的集団である。人口は、社会・経済の影響を受けるとともに、人口の構造や変化が社会・経済に影響を与える。

　統計的に人口を把握する場合には、人口の定義の違いを知っておかねばならない。一定の場所的範囲に調査時点で常住している人口を常住人口といい、総務省統計局「国勢調査」（人口センサス）で示されるデータがこれにあたる。地域人口の性別、年齢、産業、職業、就業状態などが把握できるが、調査は5年に一度である。これに対して、一定の場所的範囲に登録された人口を登録人口といい、総務省自治行政局「住民基本台帳人口年齢別人口」により、毎年のデータが公表される。ただし、これは、直接調査によって作成されたものではなく、住民基本台帳に登録されたもので、学生など実際に居住していなくても数字としては表れる（その逆もある）。また、地域の状況を知るには、常住人口のみでなく、通勤や通学による昼間の流出・流入を反映した昼間人口も捉えておく必要がある。このデータは、総務省「国勢調査報告」によって知ることができる。

　人口の男女、年齢別構造を図示したものが、人口ピラミッドであり、高齢社会の動向を把握する上で不可欠の方法である。高齢化率とは、総人口に占める65歳以上人口の比率であり、「高齢化社会」は高齢化率7％以上、「高齢社会」は高齢化率14％以上で区別が必要である。日本は高齢化社会ではなく、すでに高齢社会であり、超高齢社会（高齢化率21％以上）ともいわれる。地域の人口について、総務省「国勢調査」を用いて、横浜市と長崎市を例に人口ピラミッドを作成する。e-Statから「平成27年国勢調査」を選び、表4-3

の年齢5歳階級別男女別人口のデータベースを利用し、データをダウンロードして以下のように作図をする。男女、年齢構造の特徴が一目瞭然である。この人口ピラミッドは都道府県、市区町村レベルで作成することができる。

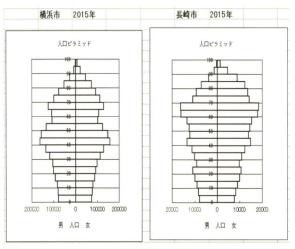

図3-4 人口ピラミッドの比較（横浜市、長崎市）

　世帯の統計は、5年毎の「国勢調査」（総務省統計局）で、地域レベルまでデータが利用できる。表3-1によれば、25～44歳の男性では43.1％が未婚の世帯であり、同年齢の男性単独世帯は19.0％にもなる。女性の場合、25～44歳は世帯全体でみると、未婚が31.7％、離別が5.7％となっている。65歳以上の高齢者になると、単独世帯は男性で11.1％、女性ではその約2倍の20.3％を示している。

　表3-2で、世帯総数に占める高齢夫婦世帯、高齢単独世帯の割合が増加し続けていることが分かる。1990年では高齢者夫婦世帯数は約276万であったが、2010年には約525万に倍増した。高齢単身世帯数も、約162万から約479万世帯へと実数で約3倍に増えた。

表 3-1 年齢階級別にみた単独世帯の構造

男								
	総数(総世帯)				C 単独世帯			
年齢	総数(配偶関係)	未婚	死別	離別	総数(配偶関係)	未婚	死別	離別
25-44	17,263,231	7,446,892	19,316	499,728	3,279,456	2,466,964	5,879	199,467
45-64	17,045,502	2,674,198	256,737	1,039,430	2,555,844	1,258,984	99,837	546,780
65-	12,470,412	462,557	1,330,798	451,195	1,385,742	277,123	586,243	305,312
25-44	100.0	43.1	0.1	2.9	19.0	14.3	0.0	1.2
45-64	100.0	15.7	1.5	6.1	15.0	7.4	0.6	3.2
65-	100.0	3.6	10.7	3.6	11.1	2.2	4.7	2.4
女								
	総数(総世帯)				C 単独世帯			
年齢	総数(配偶関係)	未婚	死別	離別	総数(配偶関係)	未婚	死別	離別
25-44	16,900,181	5,356,521	60,342	961,609	1,832,223	1,450,019	10,207	95,615
45-64	17,333,096	1,383,937	907,422	1,524,822	1,630,975	569,119	313,519	501,845
65-	16,775,273	652,419	6,831,133	770,612	3,405,026	355,080	2,455,684	383,717
25-44	100.0	31.7	0.4	5.7	10.8	8.6	0.1	0.6
45-64	100.0	8.0	5.2	8.8	9.4	3.3	1.8	2.9
65-	100.0	3.9	40.7	4.6	20.3	2.1	14.6	2.3

(資料)総務省統計局「国勢調査」より作成

表 3-2 高齢夫婦世帯、高齢単身世帯の増加 (1980年〜2010年)

	実 数 および 比 率						
	昭和55年	昭和60年	平成2年	平成7年	平成12年	平成17年	平成22年
実数	1980	1985	1990	1995	2000	2005	2010
世帯総数	35,823,609	37,979,984	40,670,475	43,899,923	46,782,383	49,062,530	51,842,307
高齢者夫婦世帯	1,025,948	1,415,490	1,967,499	2,762,585	3,661,271	4,487,042	5,250,952
高齢単身世帯総数	881,494	1,180,723	1,623,433	2,202,160	3,032,140	3,864,778	4,790,768
比率(対全世帯数)	1980	1985	1990	1995	2000	2005	2010
世帯総数	100.0	100.0	100.0	100.0	100.0	100.0	100.0
高齢者夫婦世帯	2.9	3.7	4.8	6.3	7.8	9.1	10.1
高齢単身世帯総数	2.5	3.1	4.0	5.0	6.5	7.9	9.2

(注) 高齢夫婦世帯とは、夫65歳以上、妻60歳以上の一般世帯をいう。
(出所) 総務省統計局「国勢調査」

3-4 結婚、出産に関する統計

　結婚や出産に関して、未婚率の上昇、晩婚化、晩産化、低出生などの問題に社会的な関心がもたれているが、それらは少子化の要因でもある。

　結婚(統計的には婚姻)や出産に関する主要な統計は、厚生労働省「人口動態調査」(毎年、毎月)や、国立社会保障・人口問題研究所「出生動向基本調査(結婚と出産に関する全国調査)」(5年毎)

がある。出生率の水準を示す指標として、一般に合計特殊出生率が使われる。ただし、この指標は、1人の女性が生涯に産む平均的子供数（一定期間の女性の年齢別出生率をもとに計算されるもの）であるため、実際に産む子供数ではない点に注意が必要である。

図3-5は合計特殊出生率を主要国で比較したものである。日本の出生率は、その低下が著しく、かつ低水準である特徴が分かる。

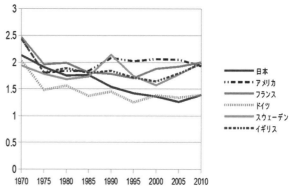

図3-5　主要国における合計特殊出生率の推移
（国立社会保障・人口問題研究所作成）

3−5　死亡に関する統計

健康に関する統計の中で、最も重要なものが、「人口動態調査」の死亡に関する統計である。また、平均寿命や特定年齢の平均余命に関する統計は、厚生労働省の「完全生命表」（5年毎）と「簡易生命表」（毎年）がある。主要な統計をまとめた、国立社会保障・人口問題研究所が毎年発行する「人口統計資料集」も利用できる。死亡率に関する指標として、年齢調整死亡率（標準化死亡率ともいう）が使われるが、これは、死亡水準を異なる年齢構成の地域間や年次間で比較するために年齢構成を調整した死亡率である。

表3-3で、死因別死亡率や平均寿命を国際的に比較すると、日本では、循環器系疾患による死亡率は最低水準であるが、一方で、自殺死亡率は高い韓国とともにきわめて高い水準にある。

表 3-3　主要国の年齢調整死亡率の比較

(人口10万対)

死因	日本	ドイツ	イギリス	フランス	アメリカ	ロシア	スウェーデン	韓国
全死因	349.3	440.6	462.1	397.7	504.9	1,027.0	409.8	435.8
感染症及び寄生虫疾患	8.1	7.4	6.7	9.0	15.4	49.1	7.8	11.7
悪性新生物	115.1	127.5	137.0	138.4	123.8	129.8	116.4	125.9
循環器系疾患	97.4	174.9	141.7	99.2	155.7	568.4	150.8	124.2
虚血性心疾患	31.2	75.0	68.8	29.2	80.5	296.7	71.0	34.7
脳血管疾患	36.7	31.2	36.9	21.7	25.4	195.8	32.9	65.1
呼吸器系疾患	15.8	17.3	34.4	13.3	34.3	20.5	15.5	22.4
慢性閉塞性肺疾患	4.0	11.9	21.5	5.4	24.3	11.0	11.7	11.2
消化器系疾患	14.5	25.7	26.7	20.4	19.8	45.4	15.1	20.4
肝硬変	5.5	11.5	9.5	8.8	7.3	23.4	4.3	12.3
不慮の事故	16.1	15.4	17.4	23.3	35.5	116.3	19.7	29.7
自傷・自殺	19.8	9.1	6.9	13.6	10.3	23.4	11.7	20.1

(資料)「国立社会保障・人口問題研究所」作成

　図3-6は、「人口動態統計特殊報告」の都道府県別、脳血管疾患、年齢調整死亡率（男性）の比較表をもとに、それを地図グラフで示したものである。

　死亡に関する主要指標は、この他に、乳児死亡率（生後1年未満死亡数÷出生数×10万）や、5歳未満死亡率（5歳未満死亡数÷出生数×1000）がある。また、「生命表」により、男女別の各歳におけるその後の「平均余命」や0歳児の平均余命である「平均寿命」の指標が利用できる。

　また、職業や産業別に死亡状況を把握した「人口動態職業・産業別統計」（5年毎）がある。

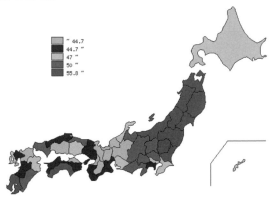

図 3-6　都道府県別年齢調整死亡率
（脳血管疾患、2010年、男性）

3−6　就業・雇用に関する統計

　労働に関する統計は、就業・雇用、失業統計、賃金統計、労働時間統計など多様なものが整備されている。

　就業に関する統計は、「国勢調査」（総務省統計局、5年毎）、「労働力調査」（同、毎年、毎月）、「就業構造基本調査」」（同、5年毎）、「毎月勤労統計調査」（厚労省、毎月）、職業安定業務統計（同、毎年）などがある。

　地域の15歳以上人口のうち、労働力人口は、就業者（従業者、休業者）と完全失業者に分類される。就業者は、仕事の種類による職業別人口、業種による産業別人口で分類され、男女、年齢別、地域別のデータが得られる。完全失業者は、求職中の者に限定され、調査期間の1週間に1時間以上仕事をしていた者は除外される。完全失業率でみる日本の失業率は欧米に比べ低いが、長期失業率は高い。

　近年は、派遣労働者や契約社員、パートタイム労働者、アルバイトなど非正規労働者の占める比率が上昇しており、正規労働者と比較して地位が不安定で、賃金が低いという問題がある。非正規雇用者を中心に、生活に必要な所得が得られないワーキングプア（就労貧困層）の問題が社会的な問題になっている。OECDの報告書でも、このような非正規労働者の増加が、日本の労働者の貧困問題に繋がっていると指摘されている。

　「有効求人倍率」という指標があるが、この指標はパートを含む求人データで示されたもので、正社員のデータは別表に掲載される。

3−7　賃金統計

　賃金に関する統計では、「賃金構造基本統計調査」（厚労省）、「就業構造基本調査」（総務省）、「国家公務員等給与実態調査」（人事院）、「地方公務員給与実態調査」（自治省）が利用できる。賃金の変動は、「毎月勤労統計調査」（厚生労働省）で把握できる。

「毎月勤労統計調査」により、賃金変動が把握されるが、近年、名目賃金では上昇しても、実質賃金は低下している問題が指摘されている。また、賃金格差の拡大が懸念されているが、賃金水準は、男女、年齢、事業所規模、雇用形態、学歴などにより大きく異なる。図 3-7 は、正規雇用者と非正規雇用者の所得分布を比較したものである。非正規雇用者の所得は低く、年収の中央値は正規雇用者の 372 万円に対して 3 分の 1 の 125 万円ときわめて格差が大きい。所得は、生活の多方面に影響を及ぼし、健康にも影響がある。

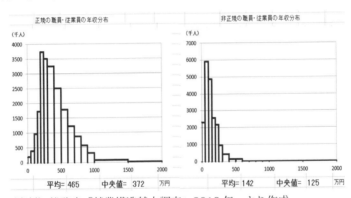

（資料）総務省「就業構造基本調査」2010 年、より作成

図 3-7　正規雇用者と非正規雇用者の所得分布のヒストグラム比較

3 − 8　労働時間統計

労働時間に関する統計では、「毎月勤労統計調査」（厚労省）、「労働力調査」（総務省）、「就業構造基本調査」（総務省）がある。

図 3-8 で見られるように、日本の長時間労働に関して、年間労働時間は短縮傾向だが、依然として国際的に比較すると長時間労働であり、ドイツに比べ年間 354 時間も長く働いている。なお、この統計には、不払い労働時間は含まれておらず、実態はさらに長い。長時間労働に基因する過労死の問題が大きな社会問題となっている。

また、労働時間の 2 極分化、すなわち、一方で長時間労働者の増加

Country	Time	2000	2005	2010	2011	2012	2013	2014
Australia		1779	1730	1692	1699	1678	1663	1664
Austria		1807	1764	1665	1670	1649	1629	1629
Belgium		1594	1565	1560	1572	1573	1576	
Canada		1779	1747	1703	1700	1713	1708	1704
Denmark		1490	1474	1436	1455	1443	1438	1436
Finland		1742	1697	1668	1662	1650	1643	1645
France		1535	1507	1494	1496	1490	1474	1473
Germany		1452	1411	1390	1393	1374	1363	1371
Italy		1851	1812	1777	1773	1734	1733	1734
Japan		1821	1775	1733	1728	1745	1734	1729

図 3-8　年間労働時間の国際比較（資料）OCED

と他方で短時間労働の増加傾向も近年の特徴である。男女別、雇用形態別週間就業時間は、「就業構造基本調査」で把握できる。週49時間以上の労働時間は長時間労働と規定されており、OECD諸国の中で日本の水準は韓国に次ぐ高水準にある。労働時間は、正規労働者で増加し、全体的には、賃金水準が高い層で一層高い傾向があるが、低所得層でも長時間労働が見られる。健康への影響は大きい。

3－9　所得分布、所得格差に関する統計

　所得格差の拡大は国際的な問題となっているが、日本でも深刻化している。非正規雇用者の問題をはじめ、女性、子どもの貧困、母子家庭の貧困問題などが大きな社会問題となっている。

　所得に関する統計には、「申告所得税標本調査」(国税庁)、「所得再配分調査」(厚労省)、「国民生活基礎調査」(同)、「家計調査」(総務省)、「全国消費実態調

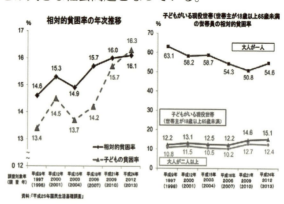

図 3-9　相対的貧困率の推移

査」(総務省) がある。

図3-9は「子どもの貧困対策の推進に関する法律」(2014年) の概要を示す資料で発表された相対的貧困率、子どもの貧困率、1人親世帯 (主に母子世帯) の貧困率を示したものである。日本の1人親世帯の相対的貧困率水準は特に高く、2010年OECD加盟34カ国中上から2番目、子どもの貧困率も上から10番目の高水準にある。

3－10　保育に関する統計

「地域児童福祉事業等調査」(厚生労働省) は、保育を中心とした児童福祉事業に対する取組実態等を把握することを目的とする。

児童福祉、子育てに関する問題は、多方面にわたるが、保育所の不足はとくに深刻である。保育に関する国際的な動向として"Childcare for All"(すべての子どもに保育を〈受ける権利〉) が注目される。英国教育省では、「両親により多くの選択機会を」、「保育士の賃金の改善」が目標に掲げられている。

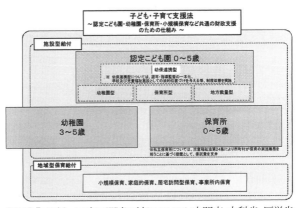

(出所)「子ども・子育て関連3法について」内閣府・文科省・厚労省

図3-10　就学前の児童に関する保育等の全体像

日本では、2012年に、「子ども・子育て関連3法に基づく制度」が制定され、「子ども・子育て支援法」など関連3法ができた。図3-10は保育等の全体像を示すもので、関連データの一部は上記統計により入手できる。

3−11　年金と福祉に関する統計

「日本国憲法」第25条では、「すべて国民は、健康で文化的な最低限度の生活を営む権利を有する」、「国は、すべての生活部面について、社会福祉、社会保障及び公衆衛生の向上及び増進に努めなければならない」と記され、いわゆる「生存権」が規定されている。OECDの報告によれば、世界的にみると、多くの国で年金生活者貧困率が増大しているが、日本は高齢者の相対的貧困率がとくに高い問題が指摘されている。

日本の年金制度は、戦後、まず民間被用者を対象にした厚生年金制度ができ、ついで、国家公務員や地方公務員などの共済年金、さいごに、自営業者や農漁民、不安定就業者を対象にした国民年金制度ができた。現在は、共済年金が厚生年金に統合されているが、国民年金との給付額の格差は大きい。国民年金制度の特性として、加入者の所得が低い、雇用主負担がなく本人負担が大きい、給付額が低い、という問題がある。

国民の4割強が国民年金加入者であり、40年保険料を納入した場合の満額でも約月6万5千円程度の金額、受給者平均では5万5千円ときわめて低額である。

社会保障や福祉、年金に関する統計は、「社会保障統計年報」(国立社会保障・人口問題研究所)、「社会保障費用統計」(同)、「厚生年金保険・国民年金事業年報」(厚労省)がある。

3−12　健康、保健と医療に関する統計

WHOの「世界保健宣言」(1998年)では、健康問題への取り組みは、社会的な共通課題であり、健康と福祉の改善は社会発展の最終目標であると明記されている。

日本の国民は、平均寿命が国際的にトップレベルで、健康長寿の国と言われているが、OECDによる「主観的健康状態の国際比較」(Health at a Glance 2015)では、OECD各国比較で下位2番目の低水準である。

別のOECD報告では、日本の医療の質は総じて非常に良好だが、糖尿病管理や心臓発作（急性心筋梗塞）の治療とがん対策の改善・強化の課題が指摘されている。また、日本では一人当たりの医薬品支出がOECDの中で米国に次いで二番目に高いが、1人当たり医療費の水準はOECD平均を下回る水準となっている。長期入院の比率が高い問題も全体の医療費増の大きな要因である。また、OECDの比較にはないが、日本では、長期介護や介護負担の問題が社会的に深刻な社会問題となっている。

　国民の健康に関するもっとも重要な統計は、「国民生活基礎調査」（厚労省）で、(1)世帯票（毎年、世帯員の傷病等）、(2)健康票（3年毎、健康状態－症状別有訴者、健康意識、傷病、治療、通院状況等）、(3)介護票（3年毎、世帯の年間所得、要介護者の性別・年齢、心身の状況、要介護の原因、居宅サービス利用状況・費用、介護者の介護時間、介護頻度）で構成される。

　病院等施設の側で、健康状態を把握する統計が「患者調査」）（厚労省）で、患者の疾患別罹患状況や入院などの情報が得られる。

　長期入院の実態については、厚労省の「病院報告」がある。
医科診療医療費や年齢階級別にみた1人あたり国民医療費は、「国民医療費」（厚労省）によって把握できる。

　自殺に関する最近のデータは、「平成26年中における自殺の概要」、「平成27年中における自殺の状況」（内閣府自殺対策推進室、警察庁生活安全局生活安全企画課）がある。

　労働災害、過労死に関するデータとしては、「労働災害動向調査」（厚労省）、「業務上疾病発生状況等調査」（労働基準局安全衛生部）、「脳・心臓疾患と精神障害の労災補償状況」（厚労省）、「業務に起因することの明らかな疾病に係る脳血管疾患及び虚血性心疾患等（「過労死」）」（厚労省）がある。「過重な仕事が原因で発症した脳・心臓疾患や、仕事による強いストレスなどが原因で発病した精神障害の状況」について、2004年

（平成 14 年）から、労災請求件数や、「業務上疾病」と認定し労災保険給付を決定した支給決定件数などを年 1 回、取りまとめられている。

コラム①日本の女性の飲酒率は増加傾向 !!

　2016 年国民健康・栄養調査（厚生労働省）では生活習慣病のリスクを高める量を飲酒している者＊の割合は、男性 14.6％女性 9.1％（図 1）、また、20-29 歳では女性の方が男性より 0・6％ 高い（図 2）。厚生労働省は「2010 年からの推移でみると、男性は有意な変化は見られず、女性では有意に増加している」としている。また久里浜医療センターの樋口進院長は「若い女性の飲酒率の増加傾向は先進国の中では日本のみで、女性のアルコール依存症も増加傾向にある」（2014 年 NHK 放送　視点・論点　女性のアルコール依存症より）と警告している。若い女性は妊娠が可能な年代であり、本人の健康問題だけではなく飲酒による胎児や乳児への影響が予測され母子保健上でも対策が求められている。（瀧口京子）
＊日当たりのアルコール摂取量が男性で 40g 以上、女性 20g 以上の者とする（純アルコール 20g は日本酒 1 合相当、ビール 500ml 相当、ワイン 2 杯相当）。

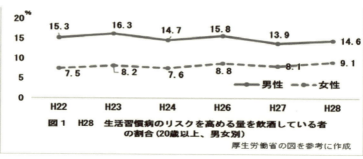

図 1　H28　生活習慣病のリスクを高める量を飲酒している者の割合（20歳以上、男女別）

厚生労働省の図を参考に作成

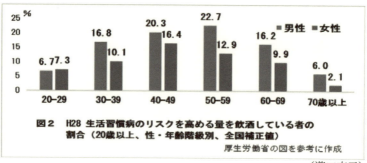

図 2　H28　生活習慣病のリスクを高める量を飲酒している者の割合（20歳以上、性・年齢階級別、全国補正値）

厚生労働省の図を参考に作成

（瀧口京子）

第4章 事例研究と統計研究

4-1 社会情報と社会調査

　地域社会に暮らす人々は、多様で複雑な要因のからみ合いの中において存在しており、それらに関する認識は、量と質の両側面の観察が必要である。統計は社会を数量的に表示し得るかぎりにおいて記述されたものであり、数量的に把握することが難しい事象も多くある。質的把握は、文字を中心に、画像や音声も含めて多様な観察方法がある。人々の健康もまた、単純に身体構造や身体的機能、疾病、障害のみで把握できるわけではなく、生活環境や社会との関わり、住宅、家族、保健や医療へのアクセス、行動など、生活に関わる多様な要因との関連において捉えねばならない。

　これらの多種多様な社会情報を把握するための方法には、公的統計、統計調査資料、事例調査資料、アンケート、歴史的資料、判例データベースなど法律資料、新聞記事情報、公聴会や会議記録、インターネット情報、業務記録、等々がある。

　多様な社会情報を調査する方法として社会調査の方法があるが、その方法も対象や目的に応じてさまざまなものがある。

4-2 社会情報の観察方法と伝統的な社会調査法

　健康を生活の中で総合的に把握するためには、多種多様な統計の体系的利用と、統計以外の量的ないしは質的な諸情報との関連のもとで、実態把握の方法を確立しなければならない。

　社会的な事実資料の観察には、①事例調査（個別的観察）、②数量的社会調査（特定された対象の集団的観察）、③統計調査（科学的な統計

方法に基づく社会的集団観察）の方法がある。

　量的な社会調査や統計調査によらずに、地域住民の健康実態を調査するには、①統計資料の利用、②記録資料、測定資料等の利用、③精通者からの聞き取り、④集団的聞き取りなどの方法がある。

　社会調査は、19世紀のル．プレーの労働者家族調査やブースの貧困調査などに始まり、多様な実態観察の方法が用いられてきた。保健衛生の分野でも、イギリスのチャドウィックは、多様な実態観察の方法を使い、1842年に「労働者の衛生状態に関する報告」を発表し、公衆衛生の改善に寄与した。

　実態観察の方法の中には、参与観察法や生活史法がある。参与観察法は、ブースに源泉をもち、調査対象者の事情をよく理解するために、対象地域に居住し、あるいは近接し調査をする方法であるが、対象者に受け入れられれば、詳細な情報収集が可能となる。ただし、主観的、直感的で「本質的に非科学的」という批判がある。しかし、対象者をよく理解するためには、重要な方法で、丸山博先生も戦前、乳児死亡の事例調査を実施するために対象地域に移り住んで調査を行ったと記録されている。自治体に働く保健師の場合、日常的に地域住民の事情を詳細に知りうる立場にある。

　生活史法は、1人の人間に調査対象を限定し、個人の特殊な状況を詳細に観察する事例研究で、生育過程、就学、就労、生活や健康状態、行動、家族や社会との関係など、きわめて多様な内容を観察することができ、問題の本質に迫ることができる可能性もある。しかし、その事例が特殊であるのか、他にも共通するのかは判断できず、事例のみで一般化することは不可能である。この方法も、地域活動を行う保健師であれば、日常的に利用しているものであろう。

4-3　近年の社会調査の方法と保健調査の課題

　近代的な社会調査の方法としては、①公的統計の利用、②社会踏査（質問紙法による実態調査）、③インタビュー法、④参与観察法、⑤文献研究、などがある。これらの中には、質的研究と量的研究の両方が含まれている。

　このうち、量的データは数を扱い、質的データは意味を扱うものである。質的分析の重要な点は、現象を記述し、その記述を分類し、そしてそれぞれの内容（要因）がどのように関連しているかを観察することである。意識的、あるいは無意識的に行われている過程を整理すれば、次のようになるであろう。まず、①情報や資料、データの観察を行い、②焦点や問題を発見し、③考察、検討する作業が必要となる。その上で、要因間の関連性をみるには、④要因の類型化、⑤それらの関連づけと連結、⑥関連性の確認と説明、という複雑な過程をたどることになる。

　しかし、このような質的データ分析の問題点として、どのような類型を作成するか、主観性をいかに排除するか、類型間の関係をどのように説明するのか等々、客観的な分析方法の確保という問題点が指摘される。そのため、分析のプロセスが明示されないことや、分析する視点によって結果が異なることもありうる。

　社会調査の方法として、アクション・リサーチがある。この方法は、状況の改善のために、専門的な研究者及び組織や地域のメンバーを含むチームによって実施される社会調査であり、調査の過程を通じて幅広い参加を促進し、状況の改善に導くように行動を支えるものとされている。さらに発展したものに、参画型アクション・リサーチ（PAR：Participatory Action Research）と呼ばれるものがある。この方法は、研究者ととともに、調査対象者が調査に参画する方法であり、課題、問題の改善のために、より効果的な方法として実践や研究が進められている。

しかし、PARの問題点として、目的が特定課題に限定され、調査結果の客観性、厳密性に欠ける点、質的調査や部分的な対象の量的調査が中心で、単一あるいは、特定対象の個別経験に終り、共通性、一般性に乏しいという問題点が指摘されている。

これらの事例調査や社会調査の方法を整理すると、人々の健康と、その背景にある社会的要因を含めて、健康を総合的に捉える上で、既存の方法は、有効性とともに、いくつかの制約をもつことが分かる。そこで、保健活動においては、様々な条件のもとで生活する地域住民の健康問題を、生命（いのち）と生活（くらし）の視点から総合的に把握し、人々の公平な健康実現と問題の改善を目指し、住民参画のもとで、住民視点、専門視点をもつ科学的な方法を用いた調査・研究方法が必要になってくる。このことは、プライマリ・ヘルス・ケアの理念ともつながってくる。

そこで、このような調査・研究方法に求められる課題として以下の点があげられる。

1）質的調査と量的調査の統合の具体的方法
2）公平な健康実現を目指し、住民の健康問題改善につながる調査
3）調査に住民自身が参画し、問題改善の取り組みにつながる調査
4）施策、専門分野の連携、住民の健康づくり活動の支援につなげる
5）調査の科学的客観性を堅持し、普遍性をもつよう配慮される
6）住民視点、当事者視点をふまえ、専門視点と総合化する

4－4　保健調査とSPA法

以上のような課題に向けて、保健師と筆者は、約30年間にわたり、理論と実践の協同を通じて、研究会活動を続けてきた。その中で、丸山博先生から学んだ方法を、新たな知見や理論研究と実践活動の中で、発展させたものが保健活動におけるSPA法（Statistical Patten Analysis：

統計的パターン分析法）である。

　SPA法自体は、一般的な統計解析方法として、より広い方法論的研究を続けてきたものであり、上記の利用に特化したものではないが、本稿では、保健活動におけるSPA法を単にSPA法と表記する。

　SPA法による保健調査の特徴は以下のようになる。
①文献や事実資料や公的統計などによる基礎的な研究
②事例調査・事例研究による詳細な質的情報の把握
③統計調査
④量的調査と質的調査の統合
⑤問題改善につながる調査
⑥住民参画型の調査

　その方法論は以下のように整理される。
（1）基礎研究
①保健師や関連職種、関係者の経験的認識、問題意識の共有、②文献学習による問題の理論的整理、③公的統計利用による集団の量的把握。④多様な事実資料や行政情報、住民の活動情報や先進事例、等々の資料・情報検討
（2）基礎調査
①ヒアリングによる情報収集、②少数事例調査による健康関連要因の詳細な分析と要因間の関連把握、③多数事例調査による共通性の確認、質的分析
（3）統計調査
①調査の企画と調査票の設計．
②単純集計とクロス集計．
③統計的パターン分析．
――要因の選択、各要因の分類と類型化、類型化された要因のパターンへの組み合わせ、分析と総合

(4) 結果の報告
①行政
②関係機関、関連専門分野
③住民（対象住民と調査ボランティア）

　このようなＳＰＡ法に基づく調査研究と保健活動を図示したものが図 4-1 である。保健活動における SPA 法とその実践を相互に学び、実践を通じてさらに理論的検討を深めるために続けてきた SPA 研究会は、この図に示す活動を目指してきた。

[注記]（本章の内容に関して、個々に引用、出所等を示していないが、詳細については、藤岡光夫『健康格差の統計的パターン分析』せせらぎ出版、近刊、を参照。また、以下に紹介する被爆者の健康分析に関する内容は、藤岡「被爆者の身体的健康状態と加齢および精神・心理的、社会的要因の統計的パターン分析」「経済研究」22 巻 2 号、静岡大学、2017 年 11 月によるもので、一部を再録した。）

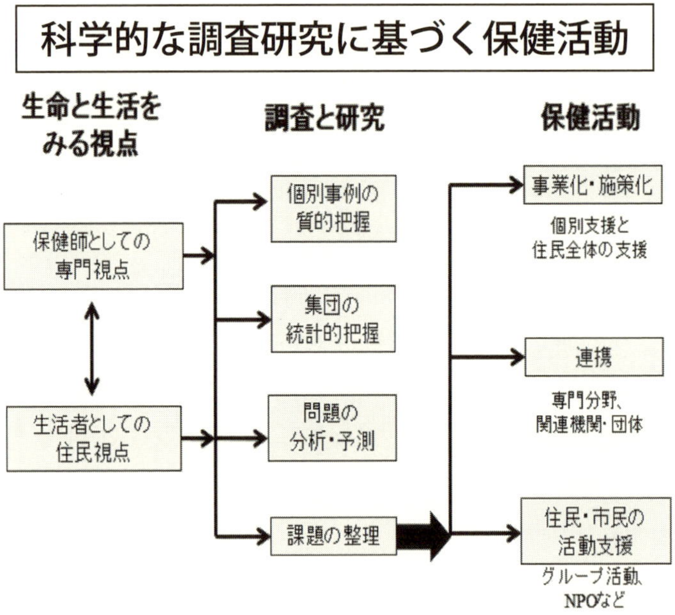

図 4-1　SPA 研のめざす調査研究と保健活動

4－5　SPA 法による調査研究の実践

　長崎市では、保健師が被爆者の健康支援の重要な役割を担ってきた。被爆後長期間を過ぎても、被爆による精神的および身体的健康障害を抱えるのみでなく、社会的に孤立化する人々の問題も抱えていた。被爆後 70 年の節目となった 2015 年の「長崎平和宣言」では、「放射線に体を蝕まれ、後障害に苦しみ続けている被爆者」について、驚がく的な被爆体験とその後の後障害により、被爆後 70 年が経過しても、なお健康被害に苦しむ実態を伝えた。しかし、被爆者の高年齢化が進む中で、保健師は被爆者の抱える健康問題の複雑さを認識し、「加齢に伴う疾病や生活機能低下による障害が健康に影響を与えるようになり、被爆による健康被害との判別が難しく、被爆者の健康問題の特異性が見えにくくなっている」（吉峯：本書の共著者）という問題に直面していた。このことは、被爆者の心身の健康障害と、それに影響を及ぼす複雑な諸要因との関連を科学的に解明しなければ的確な健康支援活動が難しくなるという問題にもつながる。

　長崎市では、1997 年に、認定被爆者の全数を対象に統計調査として「原子爆弾被爆者健康意識調査」を実施し、さらに、その調査の回答者から無作為抽出された 5,000 人に対して、詳細な訪問面接調査による質的調査を実施した。この訪問調査により、被爆体験に関して、被爆者は「身近な人を喪った悲しみ、後悔、自責の念」、「被爆直後の惨状の想起とそれによる苦痛」、「身体的健康度の喪失」などの問題を抱え続けていることが明らかにされた。さらに、市民の中には、被爆者認定がされていないが、被爆体験をもつ市民が数多く存在し、その実態についても、1999 年から 2000 年にかけて非認定被爆者に関する証言事例調査が実施されていた。これらの大きな調査以外にも、日常的な保健活動の中で、事例調査・事例検討を積み重ね、また必要に応じて各種資料や公的統計の利用も行われてきた実績がある。科学的な

調査研究の基礎研究や基礎調査が日常の保健活動の一環として行われており、本格的な調査研究への基礎的な条件が蓄積されていた。

このような背景の中で、科学的な方法により被爆者の健康実態を把握することになった。被爆体験や差別・偏見、被爆による健康不安など複雑な精神・心理的要因や生活上の困難や外出への妨げ、医療へのアクセスなどの社会的要因が調査票の設計に反映された。統計調査の前年には、本調査の準備として、ヒアリングや少数事例調査、多数事例調査による質的調査・研究が実施された。それらの基礎の上に、専門的な統計方法に基づく健康実態調査が実施されることになった。これらは、それまでの保健活動が住民の健康や暮らし、そして、心の問題まで含めて総合的に把握する視点が共有され、地道な活動を続けてきた基盤があったからこそ実現できたものであった。筆者の藤岡も、社会統計学の専門家として、この調査の企画・設計に参加した。調査の過程は、以下のようになる。

1）基礎研究：文献学習や統計資料、各種資料の検討などは、形式的には統計調査の前年度（2002年）に実施されたが、これらは前述のように、それまでの日常的な保健活動の中で蓄積されていた。

2）基礎調査：2002年に実施され、グループヒアリングは、健康教室参加者114名で、個々の詳細な状況を把握するための事例調査は、10名の訪問調査で実施された。しかし、この事例調査・事例検討も従来からの蓄積があったため、より的確なものとなった。少数事例は、特殊事例であるか、多くに共通する事例であるか判定が難しいため、共通性を確認するため103名を対象に訪問・面接・郵送等で質的調査をおこなった。

3）統計調査は、これらの基礎研究、基礎調査に基づく質的検討をもとに、それらを質問紙の調査票に反映して2003年に実施された。調査の対象は、長崎市が交付する被爆者健康手帳所持者48,867人（2003年1月31日時点）の全数と、長崎市の年齢構成と近似する町に居住する

1946年6月3日以前に生まれた一般市民4,549人とした。郵送による自計式調査とし、長崎市が、2003年3月1日～3月15日に実施した。市民の中には、被爆者認定がされていない被爆体験者が含まれる。

4－6　SPA法による分析結果

被爆後、長期間が経過すると、加齢による身体機能の低下や被爆者に特異的な精神・心理的要因、社会経済的条件など、健康に影響する要因が多様化し、被爆者に特有の健康実態を把握することが一層困難になってくる。長崎市で被爆者援護に関わる保健師は、この問題に直面していた。分析に用いる健康規定要因に関わる各変数を整理すると以下のようになる。

① 年齢：A（A_1；75歳以上，A_0；75歳未満）
② 驚がく的被爆体験：T（T_1；該当，T_0；非該当）
③ 身近な人の死（生存者罪責感）：G（G_1；該当，G_0；非該当）
④ 被爆者であることの「黙秘の体験」：S（S_1；該当，S_0；非該当）
⑤ 被曝による健康不安：F（F_1；該当，F_0；非該当）
⑥ 経済的生活困難（経済的ゆとり無し）：E（E_1；該当，E_0；非該当）
⑦ 交通費負担による受療抑制：M（M_1；該当，M_0；非該当）

身体的健康については、以下のような指標を用いた。

① 健康不良者比率（主観的健康状態の回答のうち、「体調がよくない」、「非常に良くない」を合わせた数のパターン別回答者総数に占める比率（%）
② 体調に関して、「風邪を引きやすく、治りにくい」の回答者数のパターン別回答者総数に占める比率（%）
③ 体調に関して、「疲れやすい」の回答者数のパターン別回答者総数に占める比率（%）
④ 「心臓病」の有病者がパターン別の回答者総数に占める比率（%）
⑤ 「目の病気」の有病者がパターン別の回答者総数に占める比率（%）
⑥ 「関節痛，腰痛，関節炎」の有病者がパターン別の回答者総数に占める比率（%）

図4-2から「驚がく的被爆体験」、「身近な人の死」、「被爆者であることの黙秘の体験」、「放射線被曝による健康不安」の4種類の精神・心理的苦悩を抱え、「経済的生活困難」を余儀なくされている被爆者においては、これらの要因により、年齢の影響よりも極めて大きな健康障害への影響を受け続けていることが分かる。また、図4-3で、経済的生活困難の要因に代えて、交通費負担による受療抑制がある場合も、同様の結果が得られた。

　図4-4より、心臓病や目の病気の有病率では、年齢による影響も見られるが、精神・心理的および社会的要因の影響がより強く表れている。一方、図には示していないが、「疲れやすい」や「風邪を引きやすく、治りにくい」という身体状況や「関節痛、腰痛、関節炎」の有病率では、年齢による明確な影響が認められず、被爆者特有の精神・心理的要因や「交通費負担による受療抑制」という社会的要因の影響が極めて大きいことが分かった。

　これらは、長崎市の保健師活動の蓄積の中で、経験的に認識されてきたものであるが、科学的な方法による被爆者健康調査を実施したこ

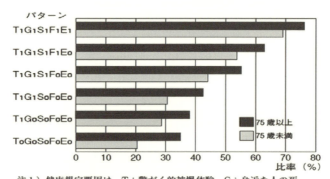

図4-2　年齢、精神・心理的要因、経済的生活困難と身体的健康

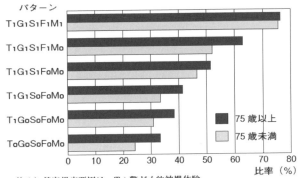

注1) 健康規定要因は、T：驚がく的被爆体験、
G：身近な人の死、S：黙秘の体験、F：被爆による健康不安、
M：交通費負担による受療抑制

注2) 各要因（変数）は2値変数、該当＝1、非該当＝0
で表示（ただし、不明は除く）。健康規定パターンは上記
の各要因（2値変数）を組み合わせたパターン

図4-3 年齢、精神・心理的要因、受療抑制と身体的健康

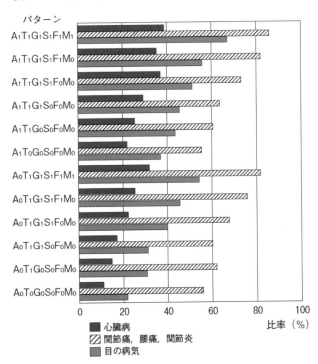

図4-4 年齢、精神・心理的要因、交通費による受療抑制と有病率

とにより、統計的な客観的データとして検証された。

表4-1から、被爆者特有の精神・心理的苦悩を抱えながらも、被爆体験や被爆者の状況を伝えることや平和のために役立ちたいという意思を持つ人々がいる。また、被爆者同士の集まりや、講座への参加希望などがあることが分かる。

ここでは、一部しか掲載していないが、調査を通じて住民の多様な希望や願いが統計に示されており、それらの結果は、根拠に基づく施策や保健活動につながっていく基盤となる。

表4-1　年齢2区分別、被爆者における社会との関わり希望内容

	パターン	総数(実数:人)	総数(比率:%)	支援があれば温泉等保養施設へ行きたい	被爆者同士の集まりがあれば参加したい	講座や健康教室に参加したい	被爆体験を伝えていきたい	被爆者の状況・経験を伝えていきたい	平和な社会のために役立つ事をしたい
	被爆者総数	35,035	100.0	5.1	5.2	9.2	4.0	3.4	7.9
75歳以上	$A_1T_1G_1S_1F_1$	305	100.0	20.3	11.5	12.5	10.2	10.5	11.8
	$A_1T_1G_1S_1F_0$	242	100.0	11.6	12.0	9.1	7.4	5.8	9.9
	$A_1T_1G_1S_0F_0$	1,646	100.0	9.0	4.1	4.7	4.2	3.6	5.0
	$A_1T_1G_0S_0F_0$	1,644	100.0	7.2	3.9	4.6	2.9	2.7	5.1
	$A_1T_0G_0S_0F_0$	652	100.0	5.5	2.6	2.5	1.4	1.1	3.1
75歳未満	$A_0T_1G_1S_1F_1$	816	100.0	6.4	13.0	20.2	11.2	10.5	17.9
	$A_0T_1G_1S_1F_0$	536	100.0	4.5	9.7	15.1	6.9	6.5	14.7
	$A_0T_1G_1S_0F_0$	2,346	100.0	2.6	5.9	10.3	4.5	3.8	8.9
	$A_0T_1G_0S_0F_0$	2,643	100.0	1.7	3.3	8.0	2.7	1.7	5.9
	$A_0T_0G_0S_0F_0$	2,521	100.0	1.0	2.2	7.5	0.9	0.9	5.7

注1) 健康規定要因は、A:年齢2区分(75歳以上=1、75歳未満=0)、T:驚がく的被爆体験、G:生残への罪責感、S:スティグマ、F:被曝による健康不安
注2) 各要因(変数)は2値変数で、該当=1、非該当=0(ただし、不明は除く)
注3) 健康規定パターンは、上記の各要因(2値変数)を組み合わせたパターン
資料) 長崎市「被爆者健康意識調査」(2003年)をもとに、再集計

第5章 保健活動における実践例

5-1 統計調査と分析

1）歴史を振り返る機会を得て

　1994年（平成6年）4月に保健所勤務から原爆被爆対策部援護課に異動になり、被爆者と向き合うこととなりました。被爆50周年を翌年に控え、祈念行事の準備や、被爆50年史の作成で慌しい年だったと記憶しています。翌1995年（平成7年）、戦後50年、被爆50周年にあたり、つどい事務局主催で「保健婦の歴史公開講座」が江東区であり、そこで長崎市の保健師活動における被爆者との関りについてまとめる機会を得て、被爆者行政の法律の変遷、長崎市の被爆者対策のあゆみについて年表を作成しました。

　その際に、それまで長崎市の相談係において取り組んできた老人調査・一人暮らしの訪問調査について報告しました。
1983年（昭和58年）に60歳以上の被爆者26,000人を対象に1月と9月の2回に分けて郵送調査実施したものと1987年（昭和62年）に独居高齢者6,000人を対象に実施した調査について報告をした際に、故丸山博先生より、「断片的な部分調査を経年的に比較しても、全数調査ではないので比較の対象とならない」、被爆者でも沖縄の問題でもそうですが「生きていること自体が歴史を作っているんだということを自覚して見つめ直すことが大事」というアドバイスを頂き、『全数調査』ということが心に残っていました。

　1996年（平成8年）より厚労省の補助金で長崎・広島両県市で被爆者特別事業に取り組むこととなり、長崎市では、1997年（平成9年）

に被爆者全員を対象とした健康調査を実施することとしました。また調査の途中で、同じ年の9月に熊本で開催された九州のつどいにおいて故丸山博先生から保健調査について引き継がれた静岡大学　藤岡光夫先生の「住民要求のデータ化と政策化」の分科会に参加し、島根や奄美大島での実践報告を聞きました。

　このときは、すでに一次の郵送による全数調査を終了し、二次の面接調査にとりかかっているところでした。つどい分科会で質の調査の過程や分析の話を聞き、調査の前に聞いていれば…と思いつつ、せめてこの分析の考え方を調査のまとめに応用できないものか、健康教室をヒアリングとして活かせるのではないかと思いながら聞いていたのを覚えています。この出会い、機会について歴史を学ぶ講座からの始まりでしたのでその機会を頂いた菊地さんに感謝しています。

　つどいのあと、熊本や島根・静岡の保健師の声掛けで各地で藤岡先生の指導を受けていた保健師が集まり、SPA研究会として勉強会が始まりました。

　実践活動は、北海道、宮城、東京、横浜、静岡、大阪、島根、熊本、長崎、鹿児島と全国各地に広がりました。長崎でも、県内の保健師に声掛け、藤岡先生を講師として学習会を開催しました。

2）長崎市被爆者相談事業の経過
(1) 被爆者の現状
　被爆者数（被爆者健康手帳交付数）平成29年3月末
　　<u>全国　164,621人（100.0%）（国内居住者）</u>　在外　463人
　　　広島市　　53,340人　（32.4%）（全国に占める割合）
　　　広島県　　21,286人　（12.9%）
　　　長崎市　　30,813人　（18.7%）
　　　長崎県　　12,157人　（ 7.4%）

・長崎市高齢者数　　　129,543人　高齢化率　30.2%
　　被爆者割合　　　　**23.8%**

　被爆者は長崎・広島だけにいるわけではなく、全国におられることを皆さんにお伝えしたいと思います。2017年3月31日現在で全国被爆者健康手帳交付数は164,621人です。長崎・広島で約7割を占めていますが、関東地区でも13,665人（8.3%）、関西地区で10,555人（6.4%）、長崎除く九州地区10,340人（6.3%）その他地区12,464人（7.6%）の方が生活されています。

　被爆者は全国におられるので、この現状をぜひ全国の保健師の方に受け止めてほしいと思います。また、被爆者援護法による国の各種手当等の支給制度がありますが、十分に周知され該当者に支給されているわけではないように思います。現に九州においても長崎県と他県では、医療を受ける場合でも手当にしても非常にハードルが高いという相談を受けます。被爆者にとって長崎・広島を一歩出ると、制度的にも生活面でも非常に厳しい環境に置かれていると思います。

（2）原爆被爆者対策の歴史と基本理念

　1945年に原爆が投下され、1957年に「原子爆弾被爆者の医療等に関する法律」の制定で被爆者健康手帳の交付が始まり、一部の被爆者に国費で医療が受けられるようになり、1968年「原子爆弾被爆者に対する特別措置に関する法律」が制定され手当の支給が実施されました。しかし、全被爆者を対象として、一般疾病医療費の支給や健康管理手当など各種手当の支給が実施されたのは1974年で、手当の対象疾病も少なく、所得制限・年齢制限もありましたので、1975年に手当の年齢制限が廃止され、現在の制度になったのは1995年の「原子爆弾被爆者に対する援護に関する法律」いわゆる『被爆者援護法』が制定され国の責任のもとで被爆者に対する援護を行うとされてからとなります。

　これまでの間は、被爆者は社会的にも、人的にも、環境的にもいろ

んな被害を受けた中で生活をしてこないといけなかった。原爆投下時70年は草木も生えないだろうと言われるほどの壊滅状態でした。ですから被爆者に対する援護の歴史は非常に浅く、それだけ厳しい環境の中で被爆者が生活してきているという歴史を、少なくとも保健師は抑えていただきたいと思います。

　1980年に厚生大臣の諮問機関である原爆被爆者基本問題懇談会は、原爆被爆者対策の基本理念およびこれに基づく被爆者対策の基本的在り方等に関して意見をまとめ報告していますが、その中で、被爆者の犠牲は放射線による健康上の障害が、直後の急性原爆症に加え白血病、甲状腺がんなどの晩発障害が10年以上経過してから発生するという特異性がありかつ深刻なものであることは、一般の戦災による被害と比べ特殊性を持つものであると示されています。

（3）保健相談事業の開始

　長崎市の被爆者に対する保健師の支援は、歴史的に遅く1972年に原爆被爆者対策課に相談室が開設され事務担当者が相談業務にあたっていました。その5年後の1977年にようやく組織が原爆被爆対策部調査課・援護課と整備され、翌1978年に厚生省公衆衛生局長通知により4月から被爆者保健相談事業が開始となり、被爆者相談員として保健師が1名配置されています。

　このときに配置された保健師は、それまで長年養護教諭として勤務してきた定年前の保健師で、保健事業の勤務経験はなくしかも、「援護課」と保健所の「保健予防課」との兼務辞令でした。保健所での検診業務を体験しながら、被爆者健診時の問診や相談業務を行い、一人暮らし被爆者の家庭訪問をするという業務で、保健所の保健師はサポートしたつもりでしたが、その保健師は当時、各部署からの要望や意見を示される中、非常にストレスを感じ鬱的な症状が出たりしていたと、退職後のインタビューで語っていました。

1981 年に OB の嘱託保健師 2 名が加わり、翌 1982 年に保健相談係が新設され正規の保健師が被爆者相談員として 3 名配置され被爆者への保健相談事業が開始されました。その後増員され 1992 年に被爆者健康管理センターの開設で 7 名の保健師と管理センターに 1 名の嘱託保健師を常駐し相談業務をおこなってきました。

　相談事業は、原爆被爆者に対して適切な指導助言を行い、原爆被爆者の健康の保持及び福祉の向上を図るため、被爆者の健康・医療・生活等の相談事業を推進しています。

　保健相談事業の柱としては、健康管理センターを中心に健康啓発事業、健康づくり事業、相談事業をおこなってきました。相談内容は、健康・医療の相談、手当等諸手続きの相談、原爆ホーム入所相談、生活福祉の相談、被爆者の子の相談などが主なものとなっています。

　相談形態に変化を持たせている点は、一人暮らし被爆者が増えていく中で、単に核家族形態での一人暮らしではなく、被爆者の場合は原爆により家族を亡くし身寄りなしの一人暮らしが増えているなかで、定期的に被爆者へ電話をかけ生活・健康相談に応じるというテレフォンサービスを実施しています。

　行政とのつながり社会的つながりを持つことで孤立感を防止するという目的です。また、被爆者相談員の姿勢として共通認識を持つようにしていることは、今でこそ医療費の無料化・健康管理手当等の支給がありますが、原爆投下から被爆者への援護制度が充実するまで長い年数がありましたので、被爆者が非常に大変な想いで自分の生活を立て直してきたことを受け止めるようにしています。原爆による被害は、図 5-1-1 にあるように家屋焼失や家族の崩壊など生活暮らしへの社会的被害、急性障害・後遺症など身体の被害、社会的差別や健康不安など精神的な「心」の被害というこの三つの被害に分類され、被爆者が生の苦悩と死の苦悩と両面により今に至っていることを示しています。

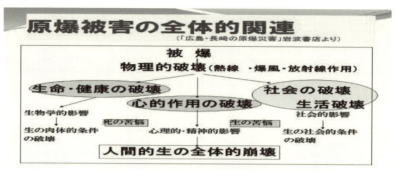

図 5-1-1　原爆被害の全体的関連

被爆者と向き合う中で、被爆者と寄り添いながら支援していくことを心がけるようにしてきました。

3）被爆者健康調査

（1）1回目の全数調査（統計調査）

被爆者相談員として被爆者と関わる中で感じていた点として

- 被爆者は独居が多いことから家族の役割を保健師が果たす事例が多い
- 家族がいてもあまりかかわろうとしない、頼ろうとしない

　独居被爆者は家族や周囲に強調して生きていこうとしない印象を受ける

- 医療費負担がないこと健康管理手当があることで入院、在宅の経済的問題が少ない。また介護手当がある。このことが、独居が多い、動けなくなっても病院を選択する、在院期間が長いことの要因になっているのではないかと考えます。

①調査の概要

目的

　被爆者の健康状態、保健・医療に対するニーズ、日常生活の自立度、経済・住居などの生活状態、福祉の需要度等、被爆者の実態を把握し、実情に即して総合的・継続的な相談事業を行うことで、被爆者の健康の維持・増進、生きがいづくりに役立てることを目的として実施しました。

調査の実施状況

〈一次調査〉
- 対 象 者　56,969人（H9.3月末　長崎市が交付する被爆者健康手帳所持者）
- 調査方法　調査票の郵送自記式（基準日　H9.5.20）
- 調査期間　1997年（平成9年）5月20日～6月6日
- 回 答 数　52,134人（回収率　91.5％）
　　　　　　有効回答数　51,976人（回収率　91.2％）
- 調査内容　①住居の状況、世帯等の状況、就労の状況、医療保険の状況、公的年金等の受給状況（問1～問5）
　　　　　　②健康状態、病気の状況、医療の受療状況（問6～問8）
　　　　　　③寝たきりの状況、介護の状況　（問9～問10）
　　　　　　④余暇時間の利用状況、保健・福祉サービスの要望
　　　　　　　苦労心配ごとの状況　（問11～問13）

〈二次調査〉
- 対 象 者　5,000人（一次調査で回答があった中から無作為抽出）
- 調査方法　訪問面接調査
- 調査期間　1997年（平成9年）7月24日～10月31日
- 調 査 員　36人（看護師等専門的知識を有する臨時職員）
- 回 答 数　3,831人（回収率　76.6％）　　　拒否・不可　842人
- 調査内容　①身体的健康（問1～問5）
　　　　　　②生活状況　（問6～問13）
　　　　　　③居住環境　（問14～問15 9
　　　　　　④将来の生活と必要な支援　（問16～問22）
　　　　　　⑤こころの健康（ＧＨＱ）（問23　1-30）
　　　　　　⑥被爆体験に対する聞き取り（問24～問29）

　10年ごとの被爆者数の変遷は、1977年（昭和52年）までは増加がみられるが、1987年（昭和62年）からは減少し2003年（平成15年）

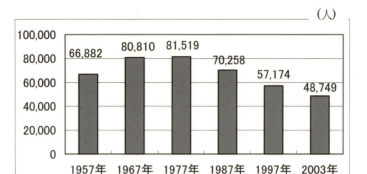

図 5-1-2　被爆者数の推移

には、5万人を割っています。（図 5-1-2）

②結果概要
- 現在かかっている病気については、回答者の 97.5％が何らかの病気を持ち、平均して 2.7 と重複して病気を抱えていました。「関節痛・腰痛」が 58.8％と最も多く、次いで「高血圧」35.4％「目の病気」28.2％「心臓病」20.5％となっています。
- 介護を受けている人は 4,937 人（9.5％）で高齢になるほど介護を受けている人が増加しています。
- 二次調査で今でも被爆体験を思い出す人の割合は 73.6％。
- 二次調査で健康状態と被ばくとの影響を考える人の割合は 55.7％ 考えないが 30.8％。

　調査時、被爆後 53 年経過していたにもかかわらず、被爆が健康状態に影響を及ぼしていると考え、発病の不安や恐怖感を抱えながら生活しており、被爆体験の精神的・身体的影響が大きいことが伺えました。

　驚がく的な被爆体験自体と放射線による発病への不安・恐怖などが、なお強く被爆者の生活に影響を及ぼしていることがわかりました。

- 被爆してから現在までのうちで「一番苦しかったこと」について

性別で見ると、男性では、「自分の病気やけが」26.4％ 「なし」24.1％、「食料難・生活苦」23.5％の順に多くなり、女性では、「食料難・生活苦」28.2％、「自分の病気やけが」22.9％、「なし」21.7％となっています。（図 5-1-3）

一番苦しかったことのあった時期をみると、被爆直後及び昭和20年代においては「食料難・生活苦」が多く、被爆直後 37.7％

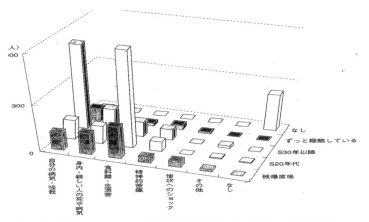

図 5-1-3　苦しかったことの時期別割合（二次調査）－複数回答－

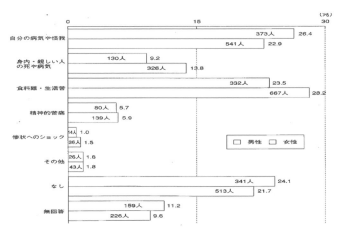

図 5-1-4　苦しかったことの性別割合（二次調査）－複数回答－

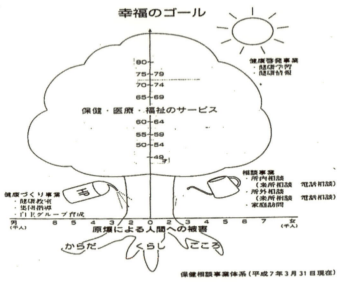

図 5-1-5　相談事業の体系図

　昭和 20 年代 66.0％と最も多く、30 年代以降では「自分の病気やけが」が 61.7％と多くなっています。（図 5-1-4）

　被爆体験については、同意が得られた約 2 千人のかたの聞き取りを録音し、活字として 2003 年国が建設した追悼平和祈念館に公開されています。

③調査からの気づき

- 今でも被爆体験が精神的・身体的に影響を残している。

　　被爆後 53 年を経た今でも、被爆者は、被爆が健康状態に影響を及ぼしていると考え、発病の不安や恐怖感を抱えながら生活しており、被爆体験の精神的・身体的影響が大きいことが伺えた。

- 50 歳代・60 歳代からの生活習慣病・寝たきりの予防のための支援が必要。

　　要介護者は 70 歳代から徐々に増えはじめ 80 歳代以降には顕著に増加するため、50 歳代・60 歳代からの生活習慣病・寝たきり

予防等の活動が必要となる。
- いつまでも生きがいをもって生活できるための支援が必要

　年齢が高くなるほど、生きがいや生活のはりを感じることが少なくなる傾向にある。また、社会性をみると、家族や親しい人の訪問や近所付き合いにおいても、年齢が高くなるほど希薄になる傾向がある。そのため、老齢期をよりすこやかに過ごすための生きがい対策が必要となってくる。
- 要介護者は、同居者も一人暮らしも支援をしていくことが必要

　これまで当係では、サポート資源の少ない一人暮らし被爆者の支援に力を入れてきた。しかし、被爆者は高齢化し年齢が高くなるほど要介護者も増加している。また、平均家族数の減少および配偶者との二人暮らし世帯の増加により、家族介護は期待できない状況となっており、同居者においても一人暮らしと同様に支援が必要となってきている。
- 坂や階段が多い街だからこそ外出介助が必要

　長崎の地理的特徴から、坂や階段が多く車が横付けできないという問題が調査からも明らかになった。また、訪問活動の中でも、外出困難のため希望する福祉サービスを受けられないケースに出会うこともしばしばである。外出困難なための「つくられた寝たきり」も考えられ、市独自の外出介助（移送サービス）などのサービスが今後是非必要であると強く感じた。

　これらの結果を受けて、健康教育の中に、男性料理教室や、生きがいづくり的な生涯教育に近い健康教室を企画し交流の場を設定する、元気な被爆者がボランティアとして教室に参加する、あるいは太極拳や薬草などの専門性や特技を活かし講師をするなど計画していきました。また、2000年の介護保険導入時に横だしサービスとして外出の際に自宅から車の乗降ができるところまでを支援する移送支援サービ

スの導入、一人暮らし等高齢・障害世帯で斜面地居住者を対象に、ごみだし支援サービスが開始されました。

（2）2回目の全数調査

　1997年（平成9年）の九州のつどいの後、長崎での勉強会や全国各地のSPA研の仲間と共に学習会を開催し、藤岡先生の指導を頂き、その後の2003年（平成15年）の被爆者調査において質的調査を実施することが出来ました。

　2003年の調査では、質的調査と量的調査を組み合わせた保健調査を被爆者全数に対して実施し回答率は70.3％でした。それに加え、対照群として一般高齢者5,000人にも郵送による調査を行いました。一般高齢者からは何に使うのかと、非常なお叱りを受けましたが、それでも49.3％の回答率でした。高齢者部門に引き継ぎ施策に活かすことを丁寧に説明しました。

　2003年と1997年との調査で健康状態での大きな変化はみられませんでした。一人暮らしの方も多いのですが、一般高齢者と比べたときに、同じ低所得世帯でも被爆者は、医療費が無料であることから早期に受診できる、また生活保護世帯であっても健康管理手当ては所得認定されませんので、経済的にやや過ごしやすいということは考えられます。ですから主観的健康観は、被爆者のほうがやや高いという結果でした。ただ、2003年の調査で、健康状態やストレスと、被爆体験との関係をみたときに、被爆者と言えなかった経験を持つ人、結婚とか就職とかの人生の転機において被爆者といえなかった、あるいは被爆者であることで差別を受けた経験を持っている人に、健康状態が悪い、ストレスを感じる人が多いことが分かりました。

　社会的差別ということでは、皆さんは驚かれるかもしれませんが、現実として、子どもさんの結婚にも影響してはいけないと、被爆者手帳を取得しない方もおられますし、被爆者であることを言わずに結婚

した方、自分の子どもにも被爆体験を語れず、保健師に初めて語ったという被爆者にも多く出会いました。これらはストレスという精神的不健康というかたちで被爆者が抱えてきた問題と感じています。これら今まで感覚的に見てきたことが今回量的に裏付けられたことは大きな成果であり、今後の被爆者支援にも活かしていく必要があると考えています。

　その一方で、被爆体験を伝えていきたい、平和な社会に役立つことをしたいという前向きな意見も社会的差別を受けた人に多く聞かれました。

（3）2回目の全数調査の概要と結果
①保健師の思い
○被爆者の高齢化が進む中、健康問題の要因について、一般高齢者との差異が見えにくくなっている
○1997年（平成9年）実施の健康調査において「被爆後53年経過した現在でも、被爆が健康状態に影響を及ぼしている」と考えていることがわかった
○放射線による健康障害を中心とした対策で長年経過し真の対象者は漸減していると考えられている
○市民の中に占める被爆者数の減少
②調査目的
　今後の被爆者援護事業の方向性　あり方を検討するため、被爆者の生活・健康調査を行う。また一般高齢者との比較を行う。
③調査方法
　調査の過程については藤岡先生の章で説明されているように次の段階で行った。
○基礎研究
　被爆者および高齢者の生活健康問題に関する社会情報や文献研究、

統計的調査資料の収集と吟味・検討、グループ討議
○基礎調査
ヒアリング　自主グループ、各健康教室参加者　114名
少数事例　　訪問調査　10名
多数事例　　記述式アンケート調査　103名
○統計的調査
　長崎市が交付する被爆者健康手帳所持者　49,867人（2003年1月31日時点）回収率72.2%　有効回答　35,035人
比較対照群（昭和21年6月3日以前に生まれた者）
　4,549人　回収率　54.4%　　有効回答　2,242人
○報告会
　被爆者　1回　　一般市民　4回　全世帯結果資料配布
④調査内容
〈基礎調査〉
　訪問面接調査　10例
　手帳の分類　家族構成（同居・独居）健康状態で均等に選択
基礎調査結果
- 疾病の中で被爆の影響によるものと、高齢や生活障害からくる疾病と、わけてとらえている
- 家族に迷惑をかけずに安心して生活できる場所の確保を望んでいる
- 近距離被爆の人は、死亡率が高いため、現存の被爆者は周辺被爆で、そのために精神的要因と被爆との影響が少ないと捉えるのではないか
- 非被爆者の中にいると、今でも被爆者であることを言えないでいる
- 一人暮らしで、身内もいない被爆者は、緊急時の対応者と相談相手がいない
- 健康問題が悪化していても、医療の心配よりも、居所や介護者、経済的な心配が聞かれた

・精神的要因と被爆との関連を肯定する事例がなかった

　訪問した10例について、歴史的要因として属性・被爆体験・社会的関係・身体異常・健康不安やトラウマ、環境的要因として経済状況・家族状況・社会関係や社会資源・住環境・身体状況・精神状況、行動要因として、健康意識・健康行動・生活習慣・社会的サポートについて個別に健康問題要因の関連性や課題を検討しました。

○仮説

　事例調査から、1．健康管理　2．生きがい対策　3．被爆体験　4．経済の影響　5．一般高齢者との共催事業　6．介護支援の項目について仮説を整理しました。

　そのいくつかを紹介します。

　2の生きがい対策について

①家庭や社会での役割が生きがいにつながるのではないか

②高齢独居者には（訪問できる）相談相手がいることで安心感と生活不安の解消につながるのではないか

③外出により人との交流ができADLの低下も防げるのではないか

　3．被爆体験について

①健康不安はあるが大きいとは限らない

・疾病に被爆の影響ありと考える場合被爆時年齢、直爆による被爆体験がある、家族の被爆状況とその影響が反映されているのではないか

・青年期に直爆で被爆しケロイドや原爆症があった人でもその後の生活体験（子育て）や趣味があれば生活意欲を引き出せるのではないか

②社会的差別感があったのではないか、精神的慰安が必要

③被爆者は放射線と被爆体験による健康不安があり、高齢者は生活環境からの健康不安があるのではないか

　4．経済の影響について

⑪経済的問題がなければ健康不安は少ないのではないか

以上の仮説の中で重要なものとして、

① 被爆体験があり、社会的な差別などを受けた人は、次第に人との接触をひかえ、ストレスなど健康に影響を及ぼしているのではないかと思われる

② 住環境、経済的環境、独居、高齢二人世帯、介助者の有無により健康問題への影響が考えられる

〈多数事例調査〉

方　法：　面接及び郵送による記入式

調査数：　103 例

手帳分類：

直接	入市	救護他	胎児
85	14	3	1

年齢：

60歳未満	60～69歳	70～79歳	80歳以上	計
5	31	43	24	103

○調査内容

　健康状態、生活状態、被爆者健康診断、健康行動、社会とかかわり状況、被爆体験、被爆者意識、被爆の社会的影響、行政への要望など69項目

　多数事例調査の調査項目の設定において、設問と訪問調査で整理した事例の仮説を検証する項目を整理確認した。

○結果

　健康の問題点では、「健康状態がよくない」「健康診断の結果について指導を受けていない」が多く、生活不安の問題点では「健康に関する悩みやストレスがある」「睡眠が十分に取れていない」が多くなっています。

生活上の問題点では、「一人暮らしである」「日常生活で手助けが必要」「楽しみのための外出機会が少ない」「経済的に困っている」が多くなっています。

　このほかに「被爆体験」や「後遺症」「被爆後の社会的経験」「相談相手」「社会との関係」などの問題も把握できました。

　被爆者に関わる多様な質的情報を把握することで、以上のような被爆者の健康問題、生活上の悩みがみえてきました。これらの、質的調査の結果をふまえ量的調査である統計調査の調査票の設計を行い、質問項目および回答の選択肢を決定しました。

　多数事例調査の分析から、仮説①について

　被爆体験があり、家族の中に死亡やけが人がいた場合に、被爆者意識および被爆した事による不安が影響しているという共通性が見られた。

　家族が被爆し、人との交流がなければ、生きがいをなくしているという共通性がみられた。

仮説②については

　相談相手がいない、訪問相手がいない場合でもストレスへの影響がみられた。一人暮らしの場合は、相談相手や経済状態がストレスに影響しているという共通性がみられた。

〈統計調査〉

　基礎研究と事例研究・基礎調査により、質問項目と回答選択肢の選定を行い、藤岡先生に調査票の設計をご指導いただき調査票を作成。結果については、一般的な集計に加え、各要因の因果関係、規則性を分析していただいた。2回目の全数調査実施にあたっては、長崎大学と静岡大学に研究委託を行いました。

○調査内容（被爆者）（一般高齢者）

(1) 心身の健康状態（問1～問7）と生活状況（問8～問22）

(2) 被爆者健康診断の状況 （問23～問27）

(3) 被爆体験 （問28～問30）

(4) 社会生活 （問31）

(5) 心身の健康状態 （問32～問33）

○調査結果

調査対象者の5歳ごとの年齢分布は被爆者・非被爆者ほぼ同じような構成でしたが非被爆者の回収率が49.3％と低く、回答者の年齢も非被爆者は69歳以下が54.0％となっています。

また、回答者のうち、ひとり暮らしの割合は被爆者が17.0％、非被爆者12.8％で、被爆者では平成9年度の14.3％に比べひとり暮らしの割合が多くなっています。

主観的健康状態を比較したものです。平成9年度と比べ特に大きな差はみられませんでしたが、非被爆者と比べると、被爆者に健康状態がよくないと答えた人が多くなっています。（図5-1-6）

年齢階級別の体調不良者は、90歳未満までは年齢が高くなるほど不良者の割合も多くなるが、90歳以上では割合が少なくなっている。保健師の印象として60歳代より70歳代80歳代の方が元気な印象を受

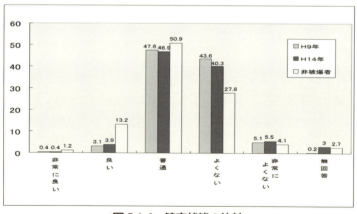

図5-1-6　健康状態の比較

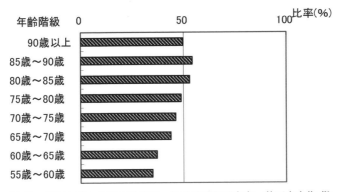

(出典：静岡大学人文社会科学部、社会統計学研究室、藤岡光夫作成)

図 5-1-7　被爆者の年齢階級別体調不良者比率の比較

表 5-1-1　被爆者の健康規定パターン別身体的健康状態（年齢階級別）

パターン	総数(実数:人)	総数(比率:%)	体調			疾患		
			体調不良	風邪を引きやすく、治りにくい	疲れやすい	心臓病	関節痛、腰痛、関節炎	目の病気
被爆者総数	35,035	100.0	45.8	37.4	59.1	23.5	65.9	38.2
90歳以上	461	100.0	49.7	27.3	48.4	36.2	61.0	50.3
85歳〜90歳	1,170	100.0	54.3	35.0	56.1	35.2	65.9	53.8
80歳〜85歳	2,481	100.0	53.0	37.0	62.8	34.7	69.7	54.5
75歳〜80歳	5,062	100.0	48.8	37.5	63.0	28.5	70.4	48.4
70歳〜75歳	7,307	100.0	46.1	40.4	60.8	24.2	69.2	43.9
65歳〜70歳	5,526	100.0	43.7	40.0	58.6	19.6	68.0	34.5
60歳〜65歳	4,718	100.0	37.0	37.5	60.4	16.6	66.6	25.6
55歳〜60歳	2,197	100.0	34.9	32.3	62.8	12.8	64.0	18.4

資料) 長崎市「被爆者健康意識調査」(2003年)をもとに、再集計

(出典：静岡大学人文社会科学部、社会統計学研究室、藤岡光夫作成)

けていたが、これは覆され 90 歳以上者が体調不良者が少なくなっていた。(図 5-1-7　表 5-1-1)

　原爆投下後の体験では「被害を受けた建物を見た」が 20,085 人(57.3％)「負傷者を見た」が 19,619 人(56.0％)と多くなっています。(図 5-1-8)

　各年齢別被爆体験では、70-74 歳が最も多く、「被害を受けた建物を見た」、「負傷者を見た」が各年齢多く、次に 70 歳代 80 歳代では「爆心地に行った」65-69 歳では「死亡者を見た」が多くなっています。

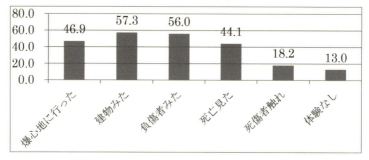

図 5-1-8　被爆体験

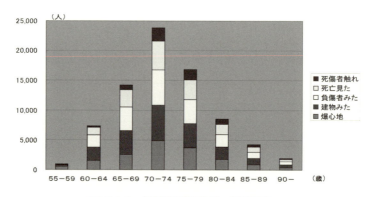

図 5-1-9　年齢別被爆体験（被爆者）

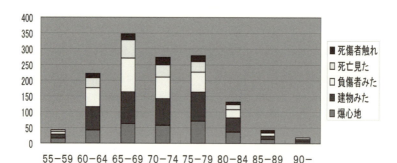

図 5-1-10　年齢別被爆体験（一般高齢者）

一般高齢者でも回答者の53.0％に被爆体験があり、「被害を受けた建物を見た」「負傷者を見た」が多く、年代別では65-69歳が最も多くなっています。被爆体験の割合の高さに驚きました。

　これまでに被爆者であることを言えなかったときがある人は5,555人15.9％で、その中で、自分や兄弟の結婚の時（33.6％）、子供の結婚の時（32.7％）に言えなかった人が多くなっています。（図5-1-11）被爆者の年齢別に生活の場所を見てみると、全年齢層で自宅が多いが、80歳から入院中・入所中が多くなっています。（図5-1-12）

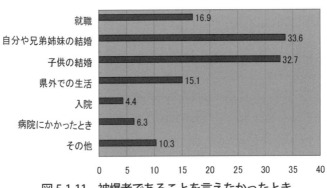

図5-1-11　被爆者であることを言えなかったとき

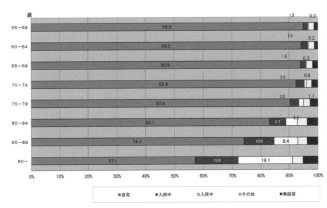

図5-1-12　年齢別生活の場所（被爆者）

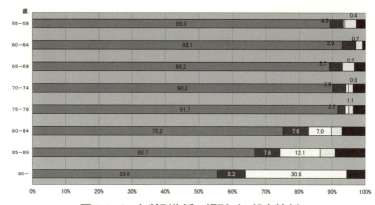

図 5-1-13　年齢別生活の場所（一般高齢者）

　一般高齢者でも、自宅が多いが 55 歳から 74 歳までは被爆者の方が自宅での生活が多くなっています。80 歳から入院中・入所中が多くなっているが被爆者と比べ入院中より、入所中が多くなっています。（図 5-1-13）

　1 ヶ月間の自分のための支出では、2 万円未満が最も多く被爆者では 14,095 人（40.2％）、一般高齢者では 986 人（44.0％）、ついで 2 〜 4 万円未満が被爆者 10,351 人（29.5％）一般高齢者 610 人（27.2％）となっています。（図 5-1-14）

　受診にかかる交通費が受診回数に影響しているかでは、被爆者で 7,340 人（21.0％）一般高齢者で 421 人（18.8％）が影響していると答えています。

　またこれらの被爆者で、経済的に「あまりゆとりがない」「まったくない」は 3,634 人（49.5％）となっています。男女別では、男性に「ゆとりがない」がやや多く、年齢別では男性では 59 歳以下、女性では 60 歳〜 64 歳が最も多くなっています。年齢別では若い層ほど経済的ゆとりがないという回答が多くなっています。（図 5-1-15）

　ストレスがあると答えた割合は、65 歳未満で被爆者であることを言えなかった人に多く、65 歳以上でも被爆者であることを言えなかった人の方がストレスがある人の割合が高くなっています。（図 5-1-16）

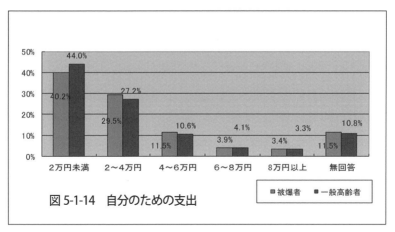

図 5-1-14　自分のための支出

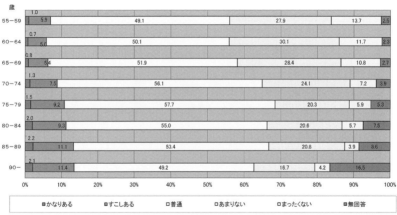

図 5-1-15　年齢別経済の状況（被爆者）

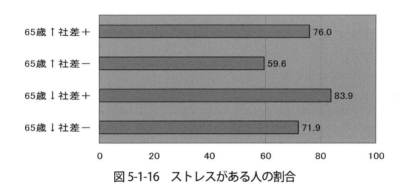

図 5-1-16　ストレスがある人の割合

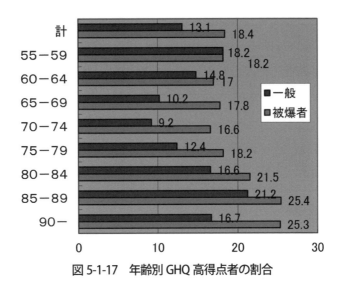

図 5-1-17　年齢別 GHQ 高得点者の割合

　一般健康調査質問票（ＧＨＱ-12）は、ストレスに対する心身の反応度を測定する 12 項目からなる尺度で、12 点満点で計算し、4 点以上の高得点者はストレスフルな状態にあることを示しています。ストレスの度合いを一般高齢者と比較してみますと、全年齢層で被爆者の割合が高く、85 歳以上がストレスを感じていると答えた人の割合が高くなっています。（図 5-1-17）

　「経済的ゆとりがない」人はそうでない人人と比べて「健康状態が良くない」人の割合が高い。中でも、「65 歳以上」で「被爆者と言えない時があった」人では「経済的ゆとりがない」人が「健康状態が良くない」と答えた割合が高く 71.0％となっています。（図 5-1-18）

　被爆者も一般高齢者においても、年齢（A）に関係なく驚がく的被爆体験があり（T●）経済的にゆとりがない（E●）場合そうでない人（T○、E○）に比べ体調不良の割合が高くなっています。（図 5-1-19）体調不良の要因が年齢ではないことが明らかになりました。

　75 歳以上と 75 歳未満の被爆者で、驚がく的被爆体験（T）身近な

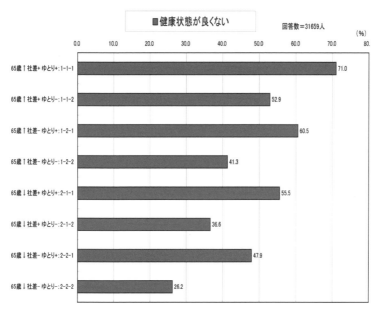

図 5-1-18　健康状態が良くない人の割合

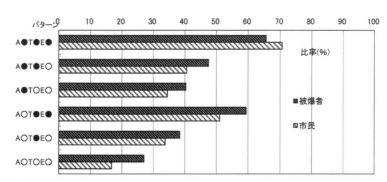

注1) 健康規定要因は、T：驚がく的被爆体験、E：経済的な生活困難
注2) 各要因（変数）は2値変数、該当=● (1)、非該当=○ (0) で表示（ただし、不明は除く）
　　 健康規定パターンは上記の各要因（2値変数）を組み合わせたパターン
　　（出典：静岡大学人文社会科学部、社会統計学研究室、藤岡光夫作成）

図 5-1-19　健康規定パターン別体調不良者比較の比率（被爆者と市民）

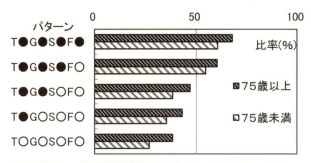

(出典:静岡大学人文社会科学部、社会統計学研究室、藤岡光夫作成)

図 5-1-20　被爆者の健康規定パターン別体調不良者比較の比率

表 5-1-2　被爆者と市民の驚がく的被爆体験の有無による身体的健康状態の比較(在宅居住、非在宅居住)

		総数(実数)	総数(比率)	良い	普通	良くない
認定被爆者総数		39,035	100.0	4.3	48.9	45.8
在宅居住	驚がく的被爆体験(有)	19,762	100.0	3.5	45.8	48.4
	驚がく的被爆体験(無)	9,160	100.0	5.9	55.4	37.0
非在宅居	驚がく的被爆体験(有)	1,582	100.0	3.5	20.8	73.6
	驚がく的被爆体験(無)	548	100.0	6.0	30.3	61.9
無回答ほか		3,983				
		総数(実数)	総数(比率)	良い	普通	良くない
一般市民(55歳以上)		2,189	100.0	14.5	50.7	32.0
在宅居住	驚がく的被爆体験(有)	352	100.0	5.4	48.9	43.5
	驚がく的被爆体験(無)	1,112	100.0	17.5	54.6	26.3
非在宅居	驚がく的被爆体験(有)	22	100.0	13.6	31.8	50.0
	驚がく的被爆体験(無)	93	100.0	17.2	40.9	41.9
無回答ほか		610				

資料)長崎市「被爆者健康意識調査」(2003年)をもとに、再集計

(出典:静岡大学人文社会科学部、社会統計学研究室、藤岡光夫作成)

人の死（G）被爆者と言えなかった（S）被爆による健康不安（F）がある人（●）は、そうでない人（○）に比べ体調不良の割合が高く年齢の影響は少なくなっています。（図 5-1-20）

　被爆者で驚がく的被爆体験がある場合ない人に比べて健康状態が良くないと回答した割合が高く、それは一般高齢者においても同様であった。（表 5-1-2）

地域社会や人との交流に対しての希望

被爆者では、「講座や健康教室に参加したい」3,219人（9.2％）が最も多く、次いで「体力・元気がないので特に希望しない」3,216人（9.2％）、「人と会ったり話したくない」3,069人（8.8％）、「平和な社会のために役立つことをしたい」2,755人（7.9％）の順です。

　一般高齢者では「講座や健康教室に参加したい」175人（7.8％）が最も多く、次いで「平和な社会のために役立つことをしたい」136人（6.1％）、「何か役に立つボランティアをしたい」135人（6.0％）、「体力・元気がないので特に希望はない」129人（5.8％）の順です。

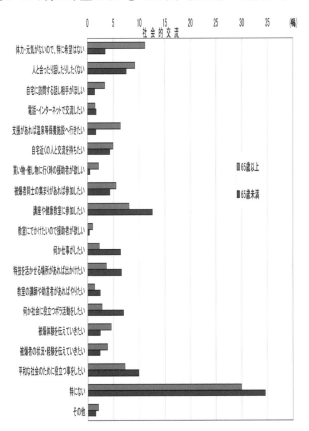

図5-1-21　年齢別に見た地域社会や人との交流に対しての希望（被爆者）

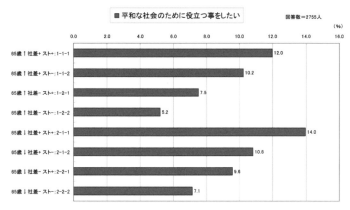

図 5-1-22　平和な社会のために役立つことをしたい

　年齢別にみると、65歳未満では「講座や健康教室に参加したい」「平和な社会のために役立つことをしたい」「何か役に立つボランティアをしたい」という積極的な意見が多いが、65歳以上では「体力・元気がないので特に希望はない」「人と会ったり話したくない」と消極的な意見が多くなっています。（図 5-1-21）

　65歳未満の人は65歳以上と比べて「平和な社会のために役立つことをしたい」と希望する割合が高く、また「被爆者と言えない時があった」人で「ストレスがある」人では、65歳以上の12.0％、65歳未満の14.0％が「平和な社会のために役立つことをしたい」と希望しています。（図 5-1-22）

　65歳以上の人は、65歳未満の人と比べて「被爆体験を伝えていきたい」と希望する割合が高く、中でも65歳以上で「被爆者と言えない時があった」人では「ストレスがある」人の8.1％が「被爆体験を伝えていきたい」と希望しています。（図 5-1-23）

　65歳未満で「被爆者と言えない時があった」人では「ストレスがある」人の9.4％が「何か社会に役立つボランティア活動をしたい」と希望しています。（図 5-1-24）

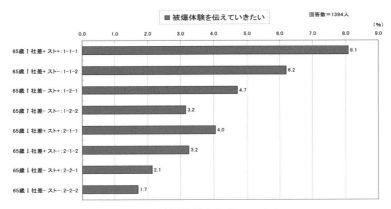

図 5-1-23 被爆体験を伝えていきたい

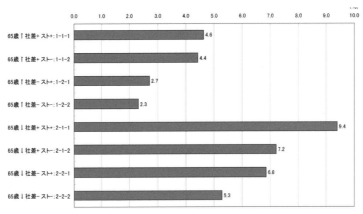

図 5-1-24 何か社会に役立つボランティア活動をしたい

○一般高齢者の事業を意識しての分析と事業の仮説
- 一人暮らしで健康状態が良くない人で話し相手が欲しい人へ否確認を含めた地域での支援体制作り（声かけや見守り）
- ひとり暮らしあるいは高齢者でも活動をしたい人への場所や機会の提供（市民ボランティア室が新設され登録や活動の紹介、つなぎを開始している）
- 教室や講座を受けたい参加希望も 7 %、講師も 1.6％あるので社会

参加につなげていきたい
- 「話し相手」や「自宅近くでの交流を持ちたい」という回答があり、サロンの開設を計画している。高齢者に限らず先では、子どもたちも含めた世代間交流スペースにしていきたい
- 一般高齢者でも被爆体験を持ち健康状態に影響していることから、被爆者健康手帳の有無にかかわらず生活背景への配慮が必要

○調査からの気づきとこれからの相談事業に向けての課題

〈生活背景〉

被爆者は高齢化し、一人暮らしが増えている中、自宅で生活している人も多く、長崎特有の階段と坂道という地形が、高齢化していく被爆者にとって外出を妨げる要因の一つとなっています。

被爆者だと言えなかった経験を持つ人は、人生の転機である「結婚」や「就職」の時に言えなかったことが多く、そのことが被爆者のこれまでの生活に少なからず影響しています。さらに経済状況にも配慮した支援が必要です。

〈身体状況〉

約半数の被爆者は、「健康状態が良くない」と感じており、高齢になるほど増えています。反対に「健康状態が良い」と感じている人はわずかで被爆体験や経済状況も健康状態に関係しています。健康状態には年齢ではなく被爆体験が影響していることが明らかになりました。

現在かかっている病気は、「関節痛・腰痛・関節炎」「高血圧」「目の病気」が多く、被爆者のほとんどの人が何らかの病気を持っています。その中で原爆と関係があると思っている病気も多く、今でも被爆の後遺症への不安を抱えながら生活しています。

4人に1人の被爆者が介助を受けており、「一人で外出できる」人でも、介助を受けていることもあり、介助内容は開示援助が身体援助より多くなっています。また、介助者は「子供」「配偶者」と身内が多

く「ヘルパー」利用が増えているのは、介護保険制度の影響があると考えます。また、介助を受けながらも自宅で生活している人も多くいます。

〈健康診断〉

被爆者健康診断の受診率は高いが、がん検診は健康診断に比べ受診率が低くがん検診が受けられることを「知らなかった」人もいて、周知できていないことも一因と考えます。

健康診断を受ける目的は、自分の健康に関心があり、健康管理のために受診している人が多く、さらに、健康診断に関する希望として「結果をもっとわかりやすく」「健診後の説明や指導を詳しく」を望む意見も多いことから、健診結果について理解し、健康管理をしたいという姿勢がうかがえます。

〈心の健康〉

被爆者の半数以上の人がストレスを感じています。免疫低下の兆候のある人にストレスを感じる人が多く、約半数の人が免疫低下の症状を感じています。年齢、経済状態、被爆体験もストレスに影響しています。

〈社会生活〉

約8割の被爆者が、家庭での役割・趣味や楽しみを持ち、困った時に相談できる相手がいます。それらの人は健康状態が良い傾向にあります。趣味や楽しみの中で、ＡＤＬにかかわらず「テレビ・ラジオ・新聞」などの一人ででもできる趣味の傾向があります。

援助者がなければ外出できない人も外出を希望しており、中でも65歳以上で健康状態が良くない人に希望が多いです。

地域社会や人との交流に対しての希望は、「講座や健康教室に参加したい」と希望する反面「人と会ったり話したくない」等消極的な意見も多く、また、年齢が若くなると「平和な社会のために役立つことを

したい」「何かの役に立つボランティア活動をしたい」という積極的な意見が多く、女性より男性の希望が多いです。

「健康状態が悪い」「ストレスがある」人は、「人と会ったり話したくない」と思っている反面、「被爆者同士の集まりには参加したい」と希望しています。これは「被爆者と言えない時があった」「原爆で身近な人が死傷した」人も同様です。

65歳以上の男性は被爆体験の継承を希望する人が多く、反対に65歳未満の男性ではボランティア活動等何か社会の役に立ちたいという意見が多くなっています。

〈一人暮らし被爆者〉

一人暮らしは増加しており、男性より女性が多く、年齢も高齢化しています。このような状況の中、介助が必要になってもヘルパー等による家事援助を受けながら自宅で生活しています。

「健康状態が良くない」「ストレスがある」人は半数います。7割以上の人は、気楽に話せる来訪者や困った時に相談できる人がいます。

地域社会や人との交流に対しては、「人と会ったり話したくない」と思う一方で「自宅に訪問してほしい」「電話やインターネットで交流したい」「買い物や催し物に行くときの援助者が欲しい」と希望している人が多く、これは、多くの集まりなどではなく、自宅など身近なところでのささやかな交流を希望していると考えられます。特に男性は多くの人がそれを希望しています。

〈課題〉

• 加齢による心身の機能低下及び寝たきり、閉じこもりにつながる病気を予防していくための支援 （健康教室・健康相談）
• 健康に関心を持って健診結果を理解し、自己の健康管理につなげていけるような支援 （健診結果の説明資料の工夫）
• 生きがいをもって生活できるよう、身体状況に応じた支援や被爆者

の特性、希望を活かした幅広い対応（教室の講師、被爆者のつどいの継続）
- 今後も増加が予測される一人暮らし被爆者への支援の継続（電話相談、家庭訪問の継続）
- 原爆投下後70年が経過し、被爆体験者も減少していく中、貴重な被爆体験を伝承していくための支援（被爆者団体活動の紹介、被爆体験推進事業）

平和宣言　2005年（平成17年）

「今、被爆から60年を迎えた空に長崎の鐘の音が響きわたりました。1945年8月9日午前11時2分、米軍機から投下された一発の原子爆弾は、この空で炸裂し、一瞬にして長崎のまちを破壊しました。死者7万4千人。負傷者7万5千人。何も分からないまま死んでいった人々。水を求めながら息絶えた人々。黒焦げになり泣くこともできないで目を閉じた幼子たち。かろうじて死を免れた人々も、心と身体に癒すことのできない深い傷を負い、今なお原爆後障害に苦しみ、死の恐怖に怯えています。〜中略〜

　さらに日本政府に求めます。被爆者はすでに高齢に達しています。海外の被爆者にも十分な援護の手を差し伸べるとともに、被爆体験による心の傷がもとで苦しんでいる人たちの支援も充実してください。

　長崎では、多くの若者が原爆や平和について学び、自ら活動に取り組んでいます。若い世代の皆さん。原子爆弾によって無念の死を遂げた人々に、深く思いを巡らせてください。一人ひとりが真摯に過去の歴史に学び、平和の大切さや命の尊さについて考えてみてください。長崎市民は、皆さんの平和への取り組みを支援します。世界の市民やＮＧＯと手を結び、ともに平和の鐘を長崎の空から高らかに響かせようではありませんか。

被爆60周年を迎えた今、原子爆弾で亡くなられた方々の御霊の平安を祈り、私たちは、広島とともに、核兵器廃絶と世界恒久平和に向けて、決してあきらめることなく努力することを宣言します。」

平和宣言 2017年（平成29年）

「『ノーモアヒバクシャ』この言葉は、未来に向けて、世界中の誰も、永久に、核兵器による惨禍を体験することがないように、という被爆者の心からの願いを表したものです。その願いが、この夏、世界の多くの国々を動かし、一つの条約を生み出しました。

核兵器を、使うことはもちろん、持つことも、配備することも禁止した「核兵器禁止条約」が、国連加盟国の6割を超える122か国の賛成で採択されたのです。それは、被爆者が長年積み重ねてきた努力がようやく形になった瞬間でした。

私たちは「ヒバクシャ」の苦しみや努力にも言及したこの条約を「ヒロシマ・ナガサキ条約」と呼びたいと思います。そして、核兵器禁止条約を推進する国々や国連、ＮＧＯなどの、人道に反するものを世界からなくそうとする強い意志と勇気ある行動に深く感謝します。（略）

私たちは決して忘れません。1945年8月9日午前11時2分、今、私たちがいるこの丘の上空で原子爆弾がさく裂し、15万人もの人々が死傷した事実を。

あの日、原爆の凄まじい熱線と爆風によって、長崎の街は一面の焼野原となりました。皮ふが垂れ下がりながらも、家族を探し、さ迷い歩く人々。黒焦げの子どもの傍らで、茫然と立ちすくむ母親。街のあちこちに地獄のような光景がありました。十分な治療も受けられずに、多くの人々が死んでいきました。そして72年経った今でも、放射線の障害が被爆者の体をむしばみ続けています。原爆は、いつも側にいた大切な家族や友だちの命を無差別に奪い去っただけでなく、生き残った人たちのその後の人生をも無惨に狂わせたのです。

世界各国のリーダーの皆さん。被爆地を訪れてください。

　遠い原子雲の上からの視点ではなく、原子雲の下で何が起きたのか、原爆が人間の尊厳をどれほど残酷に踏みにじったのか、あなたの目で見て、耳で聴いて、心で感じてください。もし自分の家族がそこにいたら、と考えてみてください。

　人はあまりにもつらく苦しい体験をしたとき、その記憶を封印し、語ろうとはしません。語るためには思い出さなければならないからです。それでも被爆者が、心と体の痛みに耐えながら体験を語ってくれるのは、人類の一員として、私たちの未来を守るために、懸命に伝えようと決意しているからです。

　世界中のすべての人に呼びかけます。最も怖いのは無関心なこと、そして忘れていくことです。戦争体験者や被爆者からの平和のバトンを途切れさせることなく未来へつないでいきましょう。（略）」

4）まとめ

　これまでの被爆者とのかかわりと、2回の全数調査をとおして、健康問題だけの支援でなく、社会活動など社会とのかかわりの接点を見つけることで、被爆者が役割を持ち、結果生きがい支援が精神的健康支援にもつながることが分かりました。

　被爆者の具体的な意見を基に、関係機関とも連携し支援しながら、被爆者が在る限り保健師として寄り添っていく必要があると感じています。

　また、保健相談係では、毎年業務の実施報告書を作成し、保健師の関係課に配布していました。

　被爆者の統計、活動状況、相談内容、事業別報告等とあわせ必ず全員が事例紹介で担当事例の中から1例支援経過等について紹介しています。また、研究発表報告、年報、稼働時間比較、次年度の教室計画

も掲載していました。

　2回の全数調査を実施し、SPA法による統計調査を体験して、日頃被爆者相談事業で感じていた被爆者とのかかわりの中で感覚的に感じていたことが、藤岡先生の科学的検証で実証されたことの要因を振り返ってみました。

　①最初に紹介した丸山博先生から指摘を受けたように、全数ではありませんが、ひとり暮らし調査や60歳以上者調査など、常に被爆者の生活の現状と向き合い把握する必要性を感じていた風土があったこと

　②毎年の業務のまとめは、科学的とは言えないまでも研究発表も含めて量と質の評価を行うことが習慣化されていたこと

　③次年度の予算化をするときに日常の活動から被爆者にとって何が必要と感じているか、何をしたいのかなど職員で協議し、事業計画を立ててきました。

　こういう風土を育ててくれた上司にも感謝をし、そういう上司にならなければと思いながら活動してきたのを思い出します。

　また、多くの被爆者からも活動のヒントをいただきました。

　93歳男性の独居被爆者は、民間会社の経営に携わっていた経験から英会話など常に新しいことに挑戦し、家族に頼らず、おしゃれや食を楽しみ晩年は街中に住み替えました。「65歳以上の高齢者をひとくくりにせずにそれぞれの年代ごとの違いをつかんでほしい。」と言われ、それまでの一括りを反省しました。家族にも話していない被爆体験を自宅で修学旅行生に話してくれました。

　原爆で親族を亡くした高齢夫婦には、家族以上に親身に世話をしてくれる隣人夫婦がいました。

　独居被爆者の男性は特に矍鑠としていました。長崎特有の三菱造船所に勤務していた被爆者は年金額も高く手厚い介護が利用でき、一方

で生活保護も受けずに国民年金のみで一間きりの自宅で切り詰めた生活をしていても生活に張りをもちいきいきとした被爆者もいました。
　長年夫を介護した妻は、介護をさせていただくことで元気で生かされてきたと感謝し、また1997年の調査では原爆で自分だけが生き残ってしまったことの罪責感を感じる被爆孤老にも出会いました。
　多くの被爆者から生きること暮らしていくことへの支援について保健師へのメッセージをいただきそれが糧になりました。
　2006年には改組により保健相談係が廃止され被爆者数の減少に合わせ保健師数も4名に減少し、その後も徐々に減少し、被爆70周年を終えた2017年3月末現在、正規保健師1名嘱託保健師2名の3名体制となっています。係りは廃止になりましたが、被爆者が現存する限り被爆者相談員を配置して行く必要があると考えます。
　2回目の被爆者全数調査から14年が経過し、調査時点と比べ生きているうちに被爆体験を語り継ぎたいという被爆者は増加し、広島・長崎にとどまらず東京、大阪にも広がり、さらには被爆二世三世が家族の被爆体験を語り継ぐ運動にもつながっています。
　毎年、新規採用の若い保健師には、長崎市の特徴である被爆者援護についての取り組みや重要性などを研修に盛り込んでいます。
　被爆者だけでなく保健師活動も語り継ぐ重要性を痛感しています。
　日常の活動に、科学的根拠、文献等による知識の押さえと合わせて質的活動を量的に実証していけるようにつないでいきたいと考えます。

5-2　統計調査と施策化

5-2-1　「2歳児調査」

1）はじめに

　個別事例の対応に追われ住民の健康問題やその背景を見聞きしながらも住民の健康を衛る保健活動につなげることができていない、また、保健活動を具体的に取り組む方法をつかめていない、このような悩みを抱えている保健師は多いのではないだろうか？今回の報告は同じ悩みを抱えていた横浜市鶴見区の保健師たちが藤岡光夫先生よりSPA法による統計調査のご指導を受け、取り組んだ2歳児調査の実践報告である。

　保健師が取り組むSPA法による統計調査は「科学的、系統的な調査を経た統計調査であること。把握した調査結果から、健康問題の改善のための具体的施策や住民の健康づくりの活動に結び付けていく調査方法であること」を藤岡光夫先生より伺い、保健師たちがこれまで進めなかった保健活動から1歩前に踏み出せるのではないかと期待し取り組みが始まった。

　調査はまず、保健師間で鶴見区の母子保健の課題について日頃感じている思いやこだわりについて話し合い、保健師間で統一した課題を共有することから始まった。共有された課題は専門職である保健師たちの経験を通じた有意な視点と言えるが、主観的に捉えた課題であり客観的に判断された課題とは言い難い。よって、保健師間で共有された課題を起点に、科学的な方法を通じ客観的に課題を整理した。そして、調査課題、目的を決定し、保健師たちは科学的、系統的に進める調査過程を経て、統計調査を実施した。その調査結果から2歳児の発育や子育て環境の問題を改善するための施策や住民活動につなげていく保

健活動へと踏み出すことができた。

　また、この一連の調査過程の経験は保健師が専門職として科学的な力を培う実践学習でもあった。しかし、今回の経験だけでは科学的な力を身につけることは難しく、この経験を日常活動に取り入れ、実践と学習を継続することが科学的な力を得る唯一の方法と痛感している。

　今回の報告では、不十分ながらも保健師たちが経験した一連の調査過程とそこで得た気づきや学びについて報告し、まとめでは保健活動において保健師の力となる科学的方法に焦点をあて日常活動につなげて考えたい。

　この「2歳児調査」は14年の歳月が過ぎているが、保健師がめざす保健活動の本質は普遍であり、現在の保健活動にも通じ示唆を与えるものと考える。この調査に取り組んだ保健師たちと同様、保健活動の思いや悩みを抱えている保健師の方々に少しでも役に立つことを期待し報告する。

　なお、筆者は事業企画担当の所属であったが業務として2歳児調査に関わり、保健師たちと共に学んだ立場から報告する。

2）横浜統計研究会の発足とその背景

　筆者が保健活動のめざす方向性や保健師の役割について深く考えるようになったのは高齢者保健業務が移管される時に住民から投げかけられた声であり、その業務移管をきっかけに保健活動を学ぶ目的で発足した「横浜統計研究会」の存在であった。調査の取り組みに至った背景を理解していただく上でこれらの存在について調査報告の前に触れておきたいと思う。

（1）保健師が問われた住民からの声

　1994（平成4）年7月に高齢者保健業務が保健所から福祉部門に移管し、それに伴い高齢者の保健業務量に相当する保健師数名が異動した。

当時、筆者が所属していた保健所保健師たちは移管による保健師の業務上の問題や保健所保健師の役割などについて時間をかけ話して合った。また、保健師たちは関係機関や住民に対しても高齢者保健業務の移管について伝える取り組みも行った。その中で、「こんな大事なことを何故早く教えてくれなかったのか？俺たちの問題でもあるのに。(地域役員)」、「保健師には俺たちみたいな脳卒中で障害者になる高齢者を一人でも少なくして欲しい。(地域リハビリ教室参加者)」、「保健師は地域で見れば蟻みたいなものだが、その蟻が担当する地区の同じ境遇の人たちをつなぐ役割をしてくれ知り合いができた。この地域で寝たきり者ひとりひとりを知っているのは保健師だからな(寝たきり高齢者の介護者)」また、「地域リハビリの業務が福祉部門に移ると、その方たちとの合同運動会は継続できなくなるのか？楽しみにしていたのに(育児サークルの母親)」など予想以上に住民から様々な意見が聞かれた。

　住民の率直な声を聞き、改めて業務移管について事前に住民へ伝える責任があることを痛感すると共に保健師の立場だけで業務移管を考え、住民の立場で考えていたのだろうか？予防にこだわった仕事をしてきたのだろうか？保健師の本来の仕事は何だろうか？と問い直す機会となった。この経験が後に触れる「横浜統計研究会」の発足につながった。

(2) 横浜統計研究会の発足

　1996(平成8)年、保健師活動について悩みを抱えながら「全国保健師活動研究集会」(自治体に働く保健師のつどい)で統計研究会(SPA研)の分科会に参加した。この分科会で学んだ「統計」はこれまで捉えていた「統計」とは全く違う視点であった。それは①事例と結びついた統計②住民視点や社会的弱者の視点　③住民と共に健康改善・問題改善(支援)、という視点をもつ統計であった。私たちもこのような取り組みをしたいと思い分科会の講師であった藤岡光夫先生にご指導

をお願いし有志で横浜統計研究会を発足した。研究会として統計調査は取り組めなかったが藤岡光夫先生のご指導と共にすでに全国で活動していた研究会からも保健活動の基本姿勢や調査の方法を学ぶことができた。

　横浜統計研究会でも母子保健をテーマに学習し、子どもの育ちと親の子育ての課題について文献学習、事例検討など SPA 法の調査段階を部分的に取り組んだ。この研究会のメンバーが「0 歳児調査」「2 歳児調査」を各職場の保健師たちと共に取り組むことになった。

3）調査の取り組みのきっかけと鶴見区の概況
（1）当時の保健師の活動状況と調査のきっかけ

　2002（平成 14）年に 18 区のそれぞれの保健所と福祉事務所が統合され名称も福祉保健センター（次頁参照）と変わり保健師は対象者別担当業務を行うことになった。母子保健を担当する子ども家庭支援担当の保健師 1 人が受け持つ地区は人口 2～3 万でかなり広域になった。当時の母子保健業務は社会的にも顕在化してきた虐待に焦点が当てられ、虐待事例の処遇対応や虐待に関連する業務に費やす時間が増加傾向にあった。それに伴い家庭訪問、地区で開催する育児教室など各種教室、母子育児サークル支援などの活動に費やす時間は減少傾向にあった。現場の保健師たちはこれらの状況にジレンマを感じつつも保健師間で十分な話し合いができず目の前の仕事に追われていた。

　保健師の業務が対象者別担当に変わった 2002（平成 14）年に藤岡光夫先生より統計研究会のメンバーに静岡大学の地域貢献事業（藤岡先生の助言指導を受けながら調査活動ができる）の連絡があった。この連絡を受け保健師間で時間をかけて話し合った。繁忙な業務の中で調査に取り組むことはかなりの覚悟がいったが、「少しでも予防の仕事がしたい」「地域の母子の実態を把握してそれに沿った仕事がしたい」

など保健師の思いが調査実施のエネルギーとなった。そして、鶴見福祉保健センターには子ども家庭支援担当と事業企画担当に横浜統計研究会のメンバーが所属しており藤岡光夫先生のご指導を受け調査を実施することになった。

横浜市の福祉保健センターの機構（2002.1月～）

福祉保健センター			
福祉保健課	サービス課	保健年金課	生活衛生課
・運営係 ●事業企画係 ●健康づくり係	●高齢者支援担当 ●障害者支援担当 ●子ども家庭支援担当 ・保護担当(生活保護担当)	係省略	●環境衛生係 ・食品衛生係

●印：保健師が配置されている係及び担当
＊横浜市は政令指定都市で保健師は本庁、福祉保健センター、児童相談所、精神保健福祉センターなど様々な機関に配置され、住民の直接支援は各区福祉保健センターで実施。上記は調査時の機構である。現在は一部変更あり

(2) 当時の鶴見区の概況

　鶴見区は坂が多く、産業道路が通っている地域で、都心に近く人口の転出入が多い区であった。また、若い層が比較的多く、出生率も市全体で高い位置にあった。当時の鶴見区の母子保健状況は表5-2-1-1のとおりである

表5-2-1-1　横浜市鶴見区の母子保健状況

項目	時期	鶴見区	横浜市比較	全国
人口	2005	264,738	18区中4位	
外国人市民	2005	8,185	18区中2位	
老齢人口	2003	15.1	市平均15.3	16.3
年間出生数	2003	2,469	18区中3位	
出生率	2003	9.5	市平均9.3	8.9
合計特殊出生率	2003	1.22	市平均1.15	1.29
若年出産数＊	2003	55	18区中1位	
乳児死亡率	2002	5.1	4.81	5.5
幼児死亡数	2002	1	市合計31	
周産期死亡率	2002	3.9	3.4	5.5

(3) 調査の取り組みを支えた職場環境

　保健師たちは行政職でもあり、調査は所属組織の業務に位置づけられ鶴見区の独自事業として予算化された。また、所属の上司、福祉職・事務職などの理解や協力の基で実施することができ、職場環境は必要且つ重要な条件であることを実感した。当時の職場環境は、

- 保健師たちは日常的に意見交換を行いチームで取り組む姿勢があり、横浜統計研究会のメンバーも調査をリードすることができた。
- 保健師たちは日常的に他職種と業務に関しても意思疎通が図られ、調査にも協力的であった。
- 職場の上司たちは調査に理解を示し、直属の上司は保健師職で調査の予算、調査に伴う複雑な手続き、地域、他課との調整の役割を担い保健師の調査活動の環境づくりを行ってくれた。
- 筆者はセンター内の保健師業務の調整や地域福祉保健計画の策定を担当しており、業務として調査に関わることができた。

　以上の職場環境が保健師たちの調査活動の底支えとなり、また改めて職場環境の重要性と他職種との連携の在り方を学ぶ機会にもなった。

4) 調査過程と保健師の気づきや学び

　この調査は2002（平成14）年12月から取り組み始め、本調査を2004（平成16）年3月に実施した。保健師たちは約1年半をかけ、これまでに経験したことがない調査過程から多くのことを学んだ。そして、仕事に対する姿勢や保健活動にも影響を与える調査となった。

　この調査過程については藤岡光夫先生が説明されているとおりである。また、保健師の視点でわかりやすく説明している島根保健婦統計研究会編「データを生かす保健活動」（1997年発刊）を参考にしていただきたい。調査の流れは表5-2-1-2のとおりである。

表 5-2-1-2　調査過程

段階	項目	内　容
第1段階	基礎研究	・保健師間で問題意識の共有 ・文献で客観的知識を確認 　統計、専門知識、先行研究等 ・調査目的を決定
第2段階	基礎調査	・ヒアリング　当事者や関係者団体へ聞き取り ・少数事例調査（質的調査）家庭訪問による調査 ・多数事例調査（質的調査） 　聞き取りまたは記述式アンケート
第3段階	本調査	・調査票の作成 ・調査の実施（量的調査） 　住民（調査ボランティア）参加による調査 ・調査結果の集計と分析 　単純集計、パターン分析
第4段階	報告会	・住民、当事者（母親）、調査 　ボランティア、関係機関、関係職種等

＊藤岡光夫先生資料、「データを生かす保健活動」を参考に作成

(1) 第1段階　基礎研究

①保健師間の問題意識の共有

　日頃の母子保健活動から感じている母子の状況について率直に話し合った。この話し合いは保健師の個人的な思いやこだわりを出し合う作業であるが、当然、保健師の経験年数などにより意見に相違が見られた。その相違を互いに確認しつつ、保健師全体としての共通課題をまとめた。

〈話し合われた保健師の共通課題の内容（一部紹介）〉

・生活リズムが夜型化している
・公園で遊んでいる親子が少ない
・自主育児サーク活動が低迷している
・2歳過ぎてもベビーカーを利用していることが多い
・3歳児健診場面でおむつの子どもが増えているように思われる。トイレットトレーニングの時期が極端（早い、遅い）な場合を見かける
・他区に比較しアレルギー疾患の児が多い

- 母親の子育てがマニュアル的で、質問も How to が多い
- 子育てにストレスを強く感じている母親が多い。そのためか、母親の中で飲酒者、喫煙者が多いように思われる
- 人口の転出入も多い
- 父親の帰宅時間が遅い
- 外国人の母親は孤立している場合が多い。外国人でも国別や同国でも来日した理由で生活状況が違う

〈保健師の気づきと学び〉

○保健師間で話し合う重要性

　業務中に話し合いの時間を取り、集中して議論することは各保健師の意識や努力を必要とした。また、経験年数の違う保健師が率直に意見を出し、共通課題を出す過程は独りよがりの意見や経験主義的な意見を是正する上で貴重であった。この経験は各自が日常業務でも保健師間で問題共有の必要性を認識した。

○保健師側の立場に立った意見が中心

　保健師間で出された意見は主観的な思いが多く、保健師が問題に思っていることに集中した。また、子育てを支援する立場であるはずの保健師は母親の育児姿勢に批判的な意見も多く、子育ての当事者である母親が感じている子育ての問題や課題はほとんど出されなかった。住民の立場に立った視点の論議が少なかったと後の調査段階で気づいた。

②文献研究

　保健師間で出された共通課題を整理し、それに関連した内容を統計資料、既存の調査、新聞記事、先進事例などから保健師間で分担し情報を得た。その情報を共有するため、文献ごとに所定の用紙（藤岡光夫先生より提供）に記載し報告し合った。各自が報告を受けながらキーワードと考えられる語句を取り出し整理した。保健師間の共有課題（主観的な課題）を文献研究で確認し、客観的な課題に整理した。

〈確認できた内容（一部紹介）〉
- 子どもの発達は順序性があり、遅い早いは個人差があるが、一定の時期を超えても発達が見られない場合は確認が必要。
- 夜型化した現代社会における子どもの生活リズムが成長発達に及ぼす影響
- 排泄のしつけに言語の発達・養育者の関わり方が影響
- 3歳未満は事故死が多い
- 公園など遊び場の多い方が外でよく遊ばせている
- 母親の主観的健康感、疲労感は父の育児参加が影響する
- 母親の孤立感は父親の影響が大きい。

〈保健師の気づきと学び〉
○感覚的な仕事の反省と文献からの学び
　日常的に文献などで課題を客観的に整理せず、感覚的な思いで仕事をしていることを反省すると共に、文献からの知識は保健師の経験的認識を修正することができた。
○保健師の経験と客観的な裏付けが専門性を高める
　保健師の経験で培った感覚やこだわりが文献上でも確認でき裏付けされることも多く、改めて経験の重要性を実感した。同時に経験主義的に留まらず文献を通じ客観的に裏付けすることで更に保健師の専門視点を高めることも再認識した。
○文献に偏りや不足があった
　文献研究では先に挙げた資料の中で不足した情報もあった。事前の保健師間の問題認識が断片的であったため文献選択に偏った。補足として後の調査段階で文献を確認した。
③調査課題及び調査目的
調査課題
　保健師たちの共通課題、及び文献研究から「2歳児の育ちと子育て

調査」に決定した。2歳児を対象とした理由は1歳6か月児健診から3歳児健診の1年半の2歳児の育ちを全数として把握できていない、3歳児健診で子どもの育ちや子育ての問題を年々感じている。文献でも2歳児の子育ての大変さを確認できた。

〈文献で確認した2歳児の特徴〉
- 身体的機能（心臓・肺・胃・腸など）が成熟する時期
- すべての神経系が統合し始める時期
  （例：肛門と尿道の括約筋の随意的な調節ができる）
- 慢性の病気が出現する時期（腎臓・血液疾患）
- 言語によるコミュニケーションの拡大
- 自我が目覚める時期（だだこねのはじまり、魔の2歳）
- 社会性の発達（仲間・けんか）が芽生える時期
- 事故死が多い（3歳未満では第1位）

　以上の特性から2歳児は心身が育ち自立へ向かう時期であり、母親の子育てが困難な時期になる。

調査目的
　歳児は心身が発育し自立に向かって、家庭から子ども同士の関係など世界が広がっていく時期である。また、社会性が芽生え自己主張も強くなり母親にとっては、しつけや子どもの対応に悩む時期でもある。よって、幼児期の入口である2歳児の育ちを保障し母親が心身ともに健康に子育てができるよう母子保健活動を推進する。

（2）第2段階　基礎調査（質的調査）
①ヒアリング
　基礎研究から整理した内容を基に子育て中の当事者、子育て支援の個人、小集団へそれぞれが抱えている問題について意見を聞いた。事前に保健師間で目的、対象、質問項目などを確認後、対象者へ調査目的などを説明し実施した。そして、ヒアリング内容を所定の記録用紙

に記入し、保健師間で共有した。
〈ヒアリングの項目（対象によって項目を選択）〉
- 子どもの成長、発達（過去の生育歴も含む）地域環境
- 子ども、母親、父親の生活状況
- 母親、父親、子どもを取り巻く環境
- 母親から見た（父親、友だち、地域など）の思い
- 父親から見た（母親、会社、地域など）の思い
- 子育ての知識の有無、知識の情報先
- 子育て感、子どものしつけ、子育て上での問題
- 母親の生きがい（子育てのやりがい、生活の満足感）
- 希望する支援活動など
- 支援者から見た子どもの育ちや親の子育てについて
- 支援者のやりがい、問題に思うことなど

〈ヒアリングからわかったこと（一部紹介）〉

表5-2-1-3　ヒアリングの対象者・団体

当事者	子育て中の父親	子育てひろば利用者（母親）	就労している母親	若年の母親	未熟児の母親
	外国人ママの会参加者	シングルマザー	双子の会のメンバー	障害児訓練会の母親	育児サークル参加者
支援者	祖父母	食改善指導委員	絵本の会ボランティア	保育ボランティア	区の子育て支援者
	広場ボランティア	障害児訓練会ボランティア	主任児童委員	民生委員・児童委員	母子寮の職員
	子育てサポートシステム提供会員	民間保育園保育士	小児科医	消防署職員	公立保育園園長
	婦人相談員	子ども家庭支援担当福祉職	地区センター指導員		

＊表の色の部分は調査ボランティアに参加した個人・団体

- 2、3歳は外傷性事故が多い（小児科医）
- 2歳代の通報は発熱、熱性けいれんが多い。軽度の状況で通報し、機関の情報を知らないこともあり、親の判断力の低下を感じる。(消防士)
- 外国人の母親は子どもに母国語を教えたいと思っている。（外国人のママの会）
- 外国人の母親はひらがなであれば読めるので、漢字に振り仮名をつけて欲しいと思っている。（同上の会）
- 母親は夜泣きのために起こされると昼間も眠気が取れず子どもにあたってしまうことがある。（育児サークル）
- 遊び場が駐車場になることが多い（訪問先の母親）
- 父親は子どもの発達やかかわりの方法を母親から教えてもらえれば積極的に子どもにかかわることができる（2歳児の父親）
- 公共の遊び場で子どもが騒いだりすると他の子どもにけがをさせないかまた周囲から変な目で見られるのがいやで子どもは行きたがるが行かないようにしている。（障がい児の母親）
- 子どもの生活リズムが乱れている。登園してもボーっとしている。親に注意してもなかなか改善してもらえない。（園長）

〈保健師の気づきと学び〉

〈外国人ママの会のヒアリングでのエピソード〉

当時、鶴見区では在住外国人のために母国語別パンフレットを作成することが検討されていた。その必要性について質問した。母親たちは「ひらがなは読める。読めれば夫や知人に意味を聞くことができるのでわざわざ母国語でなくてもよい」とのことだった。保健師は「母国語のパンフレットが必要である」という思い込みを反省すると共に当事者の意見を聞くことの大切さを再認識した。また、他国で生活する外国人の母親たちが努力している様子を改めて知る機会となった。

- 保健師の専門視点と住民の視点の相違に気づく

  ヒアリングすることで保健師と住民側の思いに相違があることを認識した。既存の事業や業務の見直しの機会にもなった。
- 関係者、関係団体との相互理解ができた

  ヒアリングの対象はこれまでかかわりがなかった関係機関、関係者も多かった。このきっかけで互いの業務内容や子育て支援の考え方の理解につながった。
- 調査ボランティアの参加につながった

  ヒアリングで子育てを支援する側の悩みも知る機会になり、調査への期待や調査ボランティアにもつながった。

②少数事例調査（質的調査）

　調査目的に基づいて住民側の視点を詳細に把握することで子育ての課題や問題の要因を深くとらえることができる。事例の選定は子どもの状況、母親の年齢、就労、子育て状況等偏りがないように15事例を選択した。

　家庭訪問は保健師2名で実施し、母親の聞き取りに集中する質問担当と聞き取りを漏れないよう記録する記録担当と役割を分担した。また、基礎研究、ヒアリングで確認できた内容を参考に質問項目と記録用紙も統一し、質問者は母親が語りやすいように傾聴に心がけた。そして、家庭訪問後に保健師間で事例検討を行い子どもの育ち・母親の子育て課題に視点を置き仮説を検討した。

〈質問項目〉

- 子ども：年齢、発育、発達、生活リズム、遊びの内容等
- 母親：家族状況、年齢、就労状況、生育歴、母親の健康、妊娠中からの育児の経過、生活リズム、子育ての思い、夫婦関係、近隣関係、社会資源の活用状況、望む支援等
- 父親：年齢、父親の健康、仕事の状況、生活リズム、休暇の過ごし方、

育児参加の状況等
- 祖父母：祖父母の在住地、祖父母との関係及びの交流、祖父母からの支援、
- 生活：居住年数、経済、居住環境

少数事例調査の事例紹介（一部省略又、個人が特定できないよう配慮）
〈事例検討の方法〉
　家庭訪問記録をさらに項目別に下記の書式（藤岡光夫先生助言）にまとめた。そして、表5-2-1-4のとおり事例ごとに子どもの状況、母親の状況、子育て環境のそれぞれの関連を深く読み取り、予防的視点（こういう支援があれば問題が解決できる）の支援を考え整理した。
〈少数事例調査15事例の検討から出された仮説（一部）〉

表5-2-1-4　事例検討用の項目（字数の関係上項目のみ紹介）

NO	現状	問題	課題	推測予測	支援活動			仮説
					保健	連携	住民活動	

少数事例調査の事例
（個人が特定できないよう配慮し、項目内容省略部分あり）

1　年齢・家族状況
　父親、母親、第1子、第2子の4人家族。第1子が2歳
2　育児のプロセス（第1子）
　結婚と同時に退職し、2年後に妊娠。母親はとても嬉しかったが父親は喜ばなかった。里帰り分娩せず、出産後は父方の祖母に1週間手伝ってもらった。近所に相談する人がいなかったので育児書が頼りだった。赤ちゃん教室に参加しママ友が出来、そのママ友から育児サークルを誘われた。
3　子どもの育ちについて（第1子）
　乳児期は夜泣きがひどく、1歳過ぎまで続いた。夜中抱っこしてもなかなか泣き止まず大変だった。母乳が出なかったのでミルクで育てた。風邪をひき

やすいが大きな病気にかかったことはない。1歳後半から自己主張が強く何でもイヤイヤが多く、叱ることが多い。

4　生活リズム
子ども：7時に起床　22時就寝、昼寝は13時〜15時、起床は自分から起きてくる。就寝は母親が添い寝
母親：6時起床　24時就寝
父親：7時起床　7時30分出勤　23時帰宅　24時就寝

5　父親の育児参加
　　子育てはほとんど手伝わず、休日も寝ていることが多い。子どもが騒ぐと「うるさいからあっちへ連れて行け」と言う。それで夫婦喧嘩になる。第一子が会話できるようになってからは少し遊んでくれるようになった。

6　祖父母との関係
　　母方の祖父母は遠方のため時折電話をかける程度。父方の祖父母宅へ月1回遊びに行く。子どもの預かりは頼めない。

7　近隣社会との関係
挨拶をする程度。子ども同士で遊ぶ友だちはいない。

8　社会資源との関係
週1回育児サークルに参加している。活動日以外にも公園で遊んでいる。顔なじみのサークル仲間と育児のストレスや父親のことを話すとスッキリする。育児サークルだと子ども同士のトラブルがあっても気兼ねがない。子どもを預かってくれる友人はいない。

9　父親・本人の健康状態
夫：会社で健診　異常なし　飲酒は毎日、缶ビール500ml1本。喫煙なし。本人は健康に関心がない。体調はよい
母：飲酒なし。喫煙なし。健診は時間がないので受けていない。寝不足を感じ、すっきりしない。

10　その他
父親は住宅ローンがあるので母親に「働いて欲しい」と思っているが、母親は下の子が小学校に入ってから働きたい。

11　希望する支援
安価で子どもをちょっと預かってくれる場があったらいい。今の預かりサービスは利用しにくく、利用料が高すぎる。

12　保健師のコメント
母親はサークルに入っていきいきと前向きな子育てをしているように見えたが、父親の育児参加がないことに不満を持ちながらも頑張って子育てをしていることに気づかされた。表面的な様子で判断してはいけないと反省した。

○子どもの健康・発達への支援
- 鶴見区は産業道路も多く排気ガスなどの影響も考えられ子どものアレルギー疾患や喘息が多く母親も心配している
- 子どもが病気になった時、母親に病気や対応方法の知識があれば母親の不安は軽減し適切な対応ができるのではないか
- ２歳児は怪我や事故が多くなる時期であるが具体的対策を母親に伝えれば減少するのではないか
- 父親の生活時間が母親の生活に影響しその結果子どもの生活リズムに影響するのではないか
- 障がい児の特性を周囲が理解し公共の遊び場に子育て支援者がいれば母親も安心して出かけ、地域の子どもたちとの交流ができるのではないか

○母親の心身の健康、生活、子育て
- 専業主婦の場合、父親の帰宅を待っていることで睡眠時間が不足になるのではないか
- 母親の気分転換は身近なことで済ませている（間食、飲酒、喫煙、友だちとメール・電話など）
- 母親は社会とのつながりを持ちたいと思っており、社会参加の場があれば母親も精神的に安定するのではないか
- 母親は周囲特に父親に子育ての大変さを理解する言葉を表出されたり話を聞いてもらうことで育児に前向きになれるのではないか
- 日常的に夫婦の話し合う時間があり子育てや自分自身の話ができれば子育てを肯定的にとらえることができる
- 母親は気軽に子育てや自分自身のことで相談できる人がいれば子育てのストレスも軽減される
- 外国人の母親は日本の文化に合わせることに、精神的ストレスを感じている

○（ウ）父親の健康、生活、子育て
- 父親の疲労や不健康は就労状況、通勤の混雑に影響されている
- 父親はストレス解消法があり精神的にも余裕があると育児にも協力的になるのではないか
- 父親は子どもと意思疎通ができるようになると子どもに関心を持ち、一緒に遊べる場があれば参加するのではないか
- 母親から子どもの成長や発達について伝えてもらうことで父親の自覚や役割を持ちやすいのではないか

○（エ）育児環境
- 公園に行く機会がないと買い物が遊びの代替になっている
- 行きやすい公園はきれいで近くにあり、同じ年代のママ友だちがいる
- 道路状況が良ければベビーカーに乗せずに歩かせることができる
- 町内会で無料のイベントや気軽に行ける場があれば参加する

〈保健師の気づき、学び〉
○傾聴の大切さを改めて学んだ
　訪問前に保健師が予測していた母親の子育て状況と違った事例もあり、母親の思いを深く知る傾聴の重要性を感じると共に日常の家庭訪問の在り方を振り返る機会になった。

○事例の選定に偏りが見られた、
　訪問予定者の訪問日程などの調整がうまくいかず、予定者以外の訪問になった事例もあり、事例に偏りが見られた。そのため、多様な事例検討に限界もあり、仮説も幅広い視点で考えることができなかった。

○事例検討は支援のためにあることを改めて学んだ
　事例検討は支援の検討であり問題の原因探しや処遇検討ではないことを改めて認識し、これまでの事例検討は問題探しが中心であったと反省した。少数事例検討で表5-2-1-4のとおり整理することで事例の共有ができ課題解決のための討議ができやすかった。今回の事例検討

> **〈家庭訪問でのエピソード〉**
>
> 　若い保健師と先輩保健師のペアで家庭訪問し、若い保健師は傾聴する姿勢で臨んだが、どうしても質問項目に沿って一方的な質問になり、母親からの思いが出にくい状況だった。先輩保健師が時折、母親が答えた内容に質問し、母親の思いを語ってくれる場面があった。若い保健師は帰り道、「今まで自分が知りたいことを聞いていた。じっくり聞かないといけないんですね。」と感想を話した。先輩保健師はその感想を聞き、若い保健師の気づきに成長を感じると共に家庭訪問の在り方を改めて見直す機会になった。若い保健師の悩みにも先輩として耳を傾ける努力も必要と思った。

は仮説を考え、それに対しどういう支援があれば解決できるかと具体的支援を出し合う経験をすることができた。

○予防的な支援の視点を学ぶ

　事例検討で考える支援は「〜が問題でも〜の支援があれば〜できる」「〜があれば子育てがうまくいく」と肯定的な視点であった。この視点は保健師が日常出会う事例に対しても予防的に支援を考える姿勢に大きく影響した。

○要因の整理は不充分

　15事例から子どもの育ちと母親の子育てにかかわる要因を取り出し、要因間の関連を整理する作業は前保健師では出来ず数人で行ったが混乱が生じた。そのため、多数事例調査の質問項目の設定に大きく影響し多数事例調査の目的が十分に達成できなかった。この気づきは本調査の段階で明らかになった。

○少数事例調査を終え保健師に変化

　上司より保健師たちに変化（業務に対する意欲、事例の対応など）と成長を感じると意見があった。保健師たちは基礎研究、基礎調査を通し、住民の思い（住民視点）を受け止め保健師の専門視点と一体化した日常の事業も考えるようになった。また、予防的視点を意識する

ようになった。
③**多数事例調査（質的調査）**

　少数事例調査から子どもの健康、発達及び子育てにかかわる要因について整理しその項目をもとに記述式調査を行った。ここで得た回答を本調査の回答肢とすることも意識して質問項目を考えた。多数事例調査のもう一つの目的は少数事例調査の情報の偏りを修正するために多様な事例から情報を得て、事例研究を通して様々な層の共通点、相違点を見出すことである。この目的を十分に理解していなかったため多数事例の事例検討は出来なかった。

〈対象〉

　育児サークルの母親、障害児の母親、3歳児健診に来所し、母親、保育園児（2歳児）の母親など211名

〈調査方法及び調査項目（少数事例調査から抽出）〉

　質問用紙を作製し聞き取りまたは自記式アンケートで実施した。質問項目は少数事例調査から出された仮説を基に家族状況、子どもの健康、生活リズム、食事について、子どもの遊び場所について、子育て感、子育ての相談相手、子育ての理解者、母・父の健康、生活リズム、終了状況、父母との会話　居住環境、経済、希望する支援とした。

〈回答結果〉

　質問項目ごとに表にしてまとめた（表は省略）。同じ層のグループ化の分析は充分にできなかった。

〈保健師の気づきと学び〉

　多数事例検討調査、事例検討は少数事例検討の不備の影響も大きく、事例の選択、質問項目の設定、事例検討が不充分であった。
少数事例調査、多数事例調査の意義を深く理解することがSPA法による統計調査には重要であることを実感した。

（3）第3段階　本調査（量的調査）
①住民参加による調査の取り組み
　調査を決定した段階で、保健師、関係職種が関係機関、地域役員、ボランティア等に機会あるごとに説明、研修会を実施し調査協力を依頼した。その結果、約400名の調査ボランティアが参加することができた。調査ボランティアに対し、実際の調査に関する研修会を各町内会単位及びその他ボランティア単位で実施した。実施に当たっては「調査の手引書」を作成し、必要時に調査場面のロールプレイを取り入れイメージが湧くように配慮した。また、調査グッズ（子育て調査員証、訪問調査一覧表、対象地区の地図、不在時説明文など）を調査ボランティアに配布した。
〈保健師の気づきと学び〉
○住民（主に子育て支援の立場）のヒアリングの場
　調査ボランティアへの調査説明会は地域役員やボランティアとの意見交換の場になり地域の状況を理解する機会となった。
○調査の重みと責任を感じた
　住民からの質問や意見を聞き行政の姿勢に対し不信感を感じながらも地域をよくしたいという思いで行政に対し向き合ってくれていることに改めてこの調査の重みと責任を感じた。

〈調査説明会でのエピソード〉

　保健師が調査説明を終えると地域役員から「役所はこうやって調査をして立派な冊子を作ってさ、結果はこうでしたというだけなんだよな。そして、何にもやらないんだ。」と意見が出された。その場にいた保健師は「そういうことはない、調査結果を踏まえ住民の方と一緒に取り組んでいきたい。」と答えながら、自分たちの取り組みに責任を感じると共に行政に対して問題を感じていても参加してくれる地域役員の地域に対する思いや責任感を重く受け止めた。

②本調査(量的調査)の実施

基礎調査をもとに調査票を作成し、調査協力員の住民参加による調査を実施。調査結果をまとめ、パンフレットも作製した。

本調査は基礎研究、基礎調査の集大成である。これらの段階をきちんと踏んでいるかどうかが調査票の内容や統計調査の実施に大きく影響する。

〈調査票の作成〉

基礎調査を基に調査項目質問文、質問項目の順番（回答する側にたった項目の流れ）、回答項目を検討し調査票を作成した。

〈調査方法〉

鶴見区内在住の調査ボランティア（民生委員、主任児童委員、保健活動推進員、更正婦人の会、育児サークル有志等）約400人による自記式配布留め置き法、一部郵送法

〈調査対象〉

2001（H13）年4月1日〜2002（H14）年3月31日生まれの2歳児と保護者全数2467名

〈調査項目〉

- 調査対象者の属性
- 育児中の生活状況（睡眠・食事・労働等）
- 子どもの状況（健康・発達・生活）
- 母親の心身の健康状況、父親の労働、健康、育児参加、
- 夫婦の子育ての意識とその対応
- 父親以外の育児支援者、育児環境、公的・社会的支援（合計52設問）

〈調査結果〉

- 配布数2467名配布
- 回収数2125名　回収率86.1％

集計は静岡大学が実施し、集計結果を保健師間で読み取り、必要な

データはグラフ化した。以下一部紹介する。集計方法は単純集計、クロス集計、パターン分析である。

- 単純集計 ＊棒グラフの数字の単位（％）は省略

○子どもの状況

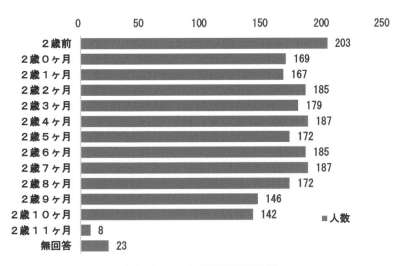

図 5-2-1-1　2歳児月例別人数

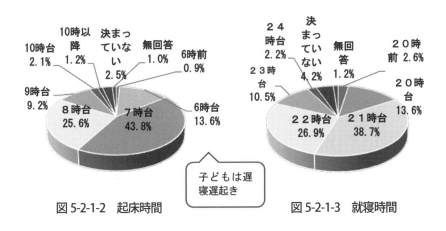

図 5-2-1-2　起床時間　　　　図 5-2-1-3　就寝時間

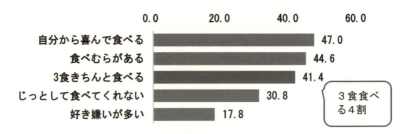

図 5-2-1-4　子どもの食事（複数回答上位 5 位）

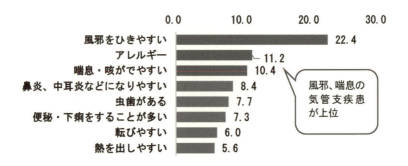

図 5-2-1-5　子どもの健康状態（複数回答上位 8 位）

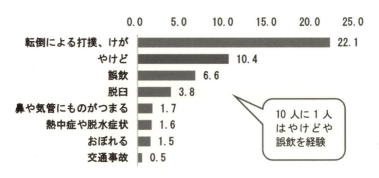

図 5-2-1-6　子どものけがや事故（複数回答上位 5 位）

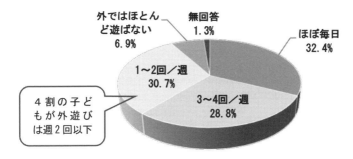

図 5-2-1-7　外遊びの頻度（複数回答上位 5 位）

○母親の健康・子育て・生活

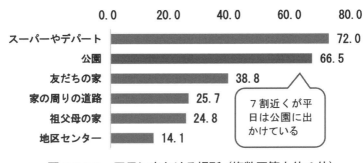

図 5-2-1-8　平日に出かける場所（複数回答上位 6 位）

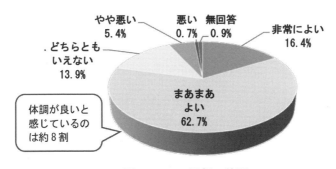

図 5-2-1-9　母親の体調

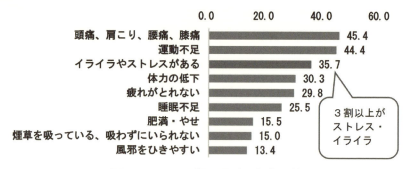

図 5-2-1-10　母親の最近の心身の状況
（複数回答上位 9 位）

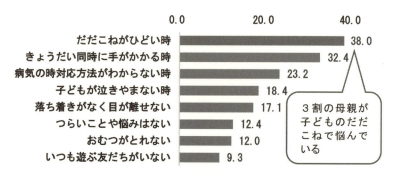

図 5-2-1-11　育児でつらいことや悩み（複数回答上位 8 位）

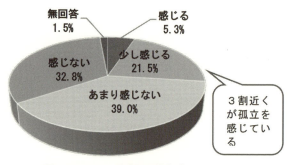

図 5-2-1-12　母親の孤立感

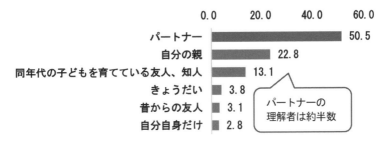

図 5-2-1-13　子育ての大変さの1番の理解者

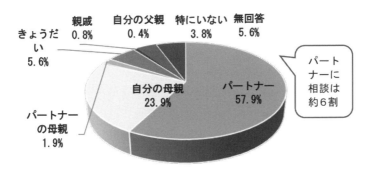

図 5-2-1-14　子育ての相談相手家族や親せき

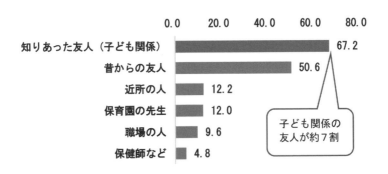

図 5-2-1-15　家族や親せき以外の相談者（複数回答上位6位）

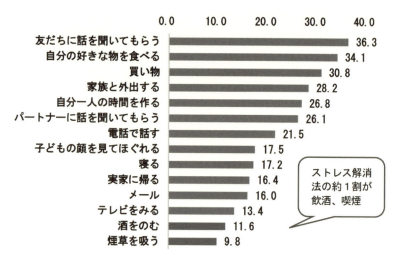

図 5-2-1-16　ストレス解消方法（複数回答上位 14 位）

○父親の状況

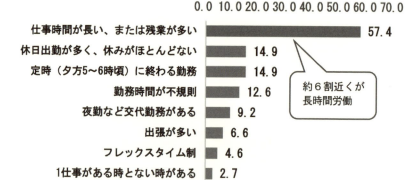

図 5-2-1-17　父親の就労状況（複数回答上位 8 位）

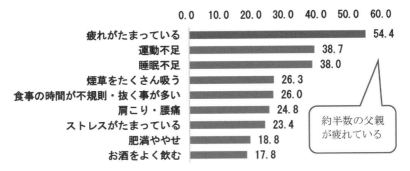

図 5-2-1-18　父親の心身の状況（複数回答上位 9 位）

○生活状況

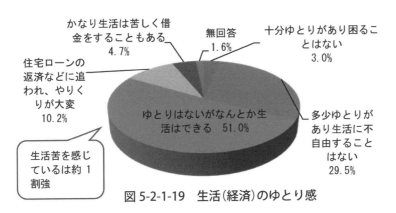

図 5-2-1-19　生活（経済）のゆとり感

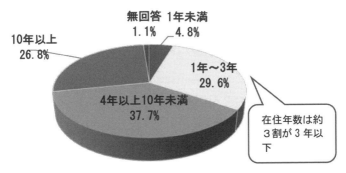

図 5-2-1-20　鶴見区在住年数

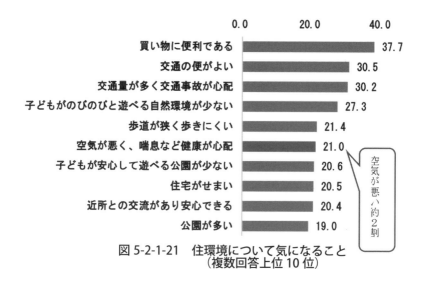

図 5-2-1-21 　住環境について気になること
（複数回答上位 10 位）

○希望する子育て支援

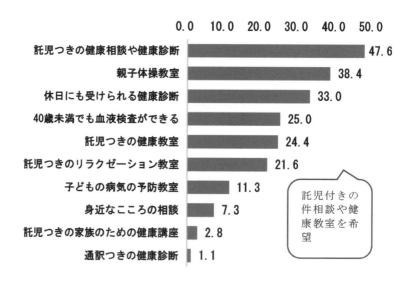

図 5-2-1-22 　親子の健康のための希望する支援

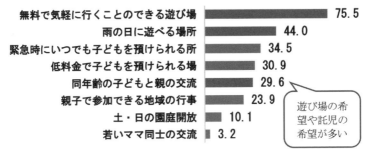

図 5-2-1-23　交流や託児について希望する支援

- クロス集計　＊棒グラフの数字の単位（％）は省略

起床時間と外遊びの習慣化の関連

〈仮説〉8時までに起床する児は外遊びが習慣化している

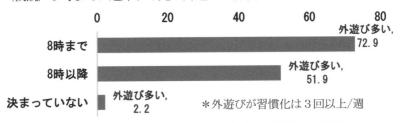

図 5-2-1-24　起床時間と外遊びの習慣化との関連

〈結果〉仮説のとおり

〈支援の視点〉

　生活リズムを習慣化するには母親へ生活リズムの知識を提供するだけではなかなか困難である。よって、外遊びを午前中に定期的に実施し、参加することで子どもの朝早起きする環境づくりを行いその上で母親へ知識の普及を行う。

〈支援の具体例〉

- 地域ボランティアとの連携で公園遊びを定期的に実施
- 子育て支援者を公園に定期的に配置
- 保育園の園庭解放と連携など

- パターン分析　＊棒グラフの数字の単位（％）は省略

○外遊びの習慣化の要因

〈仮説〉住環境に問題がなく母親の孤立感がないと外遊びが習慣化する

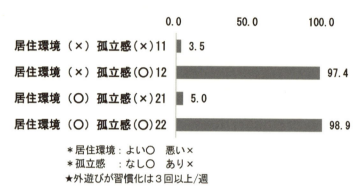

図 5-2-1-25　外遊びが習慣化してる

〈結果〉住環境に問題にかかわらず母親の孤立感がなければ外遊びが習慣化する

〈支援の視点〉

　子どもの外遊びの習慣化には母親の孤立感への支援が必要である。孤立感がある母親は母親同士の交流が苦手な場合が多く、母親同士のつなぎ役が必要であると思われる。保健師も乳児期からこのような母親を把握し丁寧な個別対応から支援することが重要である

〈支援の具体例〉
- 母親の専門職による個別対応から段階的つなげる
- 赤ちゃん教室の不参加者を把握し、個別対応から支援していく
- 公園に定期的に相談者を配置し母親一人でも参加できる環境をつくる

○子育てを前向き（人間関係が広がる）にとらえる要因

〈仮説〉乳児期の発育が心配なく、身近な相談者がいれば子どもをとおして母親の人間関係が広がる

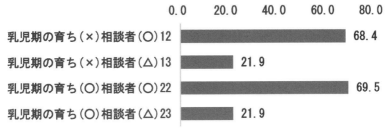

*乳児期の育ち　心配なし○　心配なし×
*相談者　　　　身近な相談者あり○　その他の相談者あり△　相談者なし×
★11パターン1、21パターンなしのためグラフは表示なし

（出典：静岡大学人文社会科学部、社会統計学研究室、藤岡光夫作成）

図5-2-1-26　子どもを通して人間関係が広がった

〈結果〉乳児期の育ちが心配の有無に関わらず身近な相談者の有無が影響する

〈支援の視点〉

　母親が安心して子育てしていく上では地域の人間関係づくりが重要である。乳児期の育ちに心配な母親には特に身近な相談者がつくれるよう支援することが重要である

〈支援の具体例〉

　乳児期の子育て相談を身近な場所、気軽に相談できる場や機会をつくる

- 地域ごとに子育て支援者を配置
- 保健師が信頼関係を気づき、地域の子育て支援者→他の母親へと丁寧なかかわりをする。

③保健師の気づきと学び

〈調査票の作成の新たな学び〉

　これまでの調査票作成は既存の調査票を参考に作成するのが日常であった。しかし、今回の調査票は調査の各段階で得られた結果を包括し、かつ母親が答えやすく、自分の子育てを振り返ることが出来るよう質問の流れも配慮しながら作成した。そして、一般的な調査票ではなく

対象地区の独自の調査票であることを実感し調査票の重みと調査の期待感が高まった。
〈量的結果から質的調査の意義を学ぶ〉
　基礎調査（質的調査）のまとめが反映されていることを実感した。保健師が出会う1人1人の事例の支援につながることを実感したのは保健師にとって初めての経験であった。
〈全数の実態把握は地域支援の基本〉
　単純集計から子ども、母親の状況など全体の傾向を読み取ることが出来た。保健師が日頃感じていたことや違うことを結果から　確認することで思い込みではなく改めて客観的な統計を裏付けに活動することの意義を学んだ。また、2歳児母子の全数を対象にした調査は地域を担当する保健師にとって支援には必要不可欠であることを再認識した。
〈クロス分析、パターン分析からの学び〉
○質的調査と量的調査の統一の意味が理解できた
　このパターン分析は質的調査に基づき統計調査で確認する意義を学び、質的調査と統計調査の統一の意味が理解できた。
○具体的支援につなげる分析方法
　対象をグループ化することでグループに即した具体的な支援方法を考えることができた。
○支援を肯定的に捉える
　作業過程で「問題があるから駄目だというのではなく問題があってもこの支援があればできる」と肯定的な視点で考えることができる。この視点は保健師の個別支援にも考えることができた。
○SPA法の意義を学ぶ
　調査結果のパターン分析から改めて基礎調査を十分に理解できなかったことが調査票の作成や要因の特定に影響することが実感できた。調査の各段階を深く理解することの重要性とSPA法科学的、系統的と

いう意味を少し理解できた。
○調査ボランティアの調査参加の意義
　ボランティアは、各家庭に足を運び調査票の配布と回収を行い、さらに母親とのやり取りから子育ての状況を把握できたと意見が寄せられた。一方、不在も多く調査票配布や回収に苦労し調査に非協力的な意見も受け、地域での子育て支援のあり方の難しさを感じたという意見もあった。実態を見たボランティアは一層子育て支援の関心が高まった。
(4) 第4段階　報告会
　調査結果をもとに報告し施策を検討する。報告するにあたっては住民がわかりやすい媒体の工夫やまた報告会の地域や特性に合わせて内容も検討し実施した。特に地域報告会は子育ての主体者である母親にも参加してもらうよう事前に呼びかけた。
①報告会の実施（各報告会に調査協力者も参加）
　調査結果ダイジェスト版や予算化したパンフレットを作成し報告会だけではなく一般住民にも必要時配布した。
・報告全体報告会　2004年9月実施　参加者108名
・地域への報告会（7地区）
　2004年9月参加者合計　202名
・関係機関への報告会（継続的に実施）
　社会福祉協議会、保健活動推進員会、民生委員・主任児童委員会、栄養士、育児サークルなどの場面で機会を捉えて報告した。
②保健師の気づきと学び
・住民の声や実態は保健師の力になる
　パンフレットに掲載する内容について、上司より「子どもの喘息やアレルギー疾患の割合」を掲載すると区のイメージを悪くするのでその件については却下するよう意見があった。保健師たちは事実を掲載しない訳にはいかないと上司に理解を求め結局許可された。保健師が

アレルギー疾患を持つ母親の苦労話を実際に聞き、揺るぎない事実のデータを力として上司にも説明ができたと考える。
- 調査ボランティアの関心の高さを実感

報告会では母親とのやり取りを経験した調査ボランティアより調査結果を共感的に受け止める意見が多く出た。また、この調査は一般論ではなく地域の2歳児全数の母親たちの声であることが参加者たちの関心を高めたと実感した。
- 地域でも一方通行の支援ではいけない

ある地域の報告会でのエピソード

地区担当保健師からの調査報告後に参加者の意見交換を行った。高齢男性役員から「区役所はなぜこんなに子育て支援に力をいれるのか。子育ては母親の仕事。親が責任を持つのが当然だ。今の母親は昔の母親に比べ、化粧もして小綺麗にしている。余裕があるように見える。甘やかしてはいけないのではないか」と厳しい発言があった。その発言に対し育児サークルの母親が「私たちは何をして欲しいとは要求していない。自分の子を育てることは当然と思っている。でも、近くに祖父母がいず遠く離れていると慣れない子育てに不安を感じることがある。そういう時に近くに相談できる人や場があったらいいと思っているだけだ」と涙ながらに話された。その場はしばらく重苦しい雰囲気になったが、年配女性の役員から「私たちの子育て時代は周囲に聞ける人がいた。そして、気兼ねなく誰にでも聞けた。今はそういう機会もなく隣り近所も疎遠だ。誰にも聞けないのは若いお母さんたちはかわいそうに思う。お母さんが不安だという気持ちはわかる」と意見が出された。

その後、険悪な雰囲気も緩和され意見交換ができた。先の高齢男性役員も「そうかあ、そういうことが大変なんだなあ。俺たちの時代は母親に子育ては任せていたからなあ。そういうことまで分からなかった…」と少し反省したように母親にも声かけていた。

この場に居合わせた保健師は住民のやり取りを目の当たりにし、地域の住民同士が話し合い、ただ支援する側、受ける側だけではなく相互理解を深め合いながら地域の子育て支援を進めていくことの大切さを学ぶことができた。

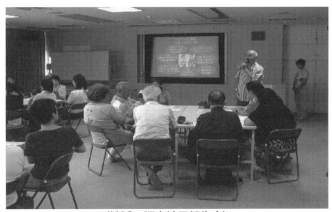
〈地域の調査結果報告会〉

　地域の子育て支援のあり方を改めて考える機会になった。地域でも支援者側と子育て中の母親が率直に「何が必要か、何ができるか」を話し合うことの大切さを学んだ。その支援を行うのが保健師の役割であることに気づかされた。

5）施策に向けて

　調査結果を読み取り、報告会を実施しながら行政の立場で課題を整理し提言した。また、この結果は地域福祉保健計画策定（事業企画担当）、鶴見区子ども青少年プラン（地域振興課）にも反映し子ども家庭支援担当だけではなく鶴見区全体の施策にも反映することができた。施策の大きな柱は図27とおりである。

課題1　身近に相談でき、情報が手に入る。また、親子が交流できる場作りの支援

①区役所内に子育て情報室コーナーを設置

　その後、区政推進課が地域活動情報コーナーを設置した。地域の子育て情報などを提供している。

②地域の居場所づくり

　「Bふらっとるーむ」現在72か所。調査前は地域サロンや各保育園

〈施策化した事業〉

調査結果を活かした取り組み

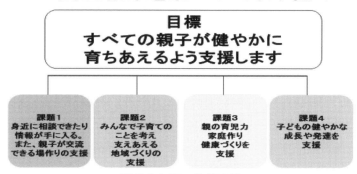

図 5-2-1-27　施策の柱

などで単独で実施していた事業も含めB区の施策として統括した。運営主体は、

- 地域運営　地域役員、ボランティアが中心に31か所運営調査にかかわった地域役員、ボランティアが多い
- 施設開放・施設運営型（施設が場を開放）19か所
- 保育園、幼稚園を開放　22か所

課題2　みんなで子育てのことを考え支えあえる地域づくりの支援

①子育て支援会議　6か所

　地域福祉保健計画に位置づけ地域と施設及び行政の共同会議を定期的に実施し地域別の子育て課題を議論、推進する役割をもつ。現在は2か所の地域が実施。他は地域別虐待防止連絡会に統括。

②子育て担い手研修を実施

　全体研修や各地域で実施。

③調査結果を地域福祉保健計画策定、子ども青少年プラン策定に取り入れ区全体の施策に反映することができた

課題3　親の育児力づくり、家庭づくり、健康づくり

①調査結果からでた課題に関連する既存の事業（母親教室、育児教室等）

の内容に反映する。例：飲酒教育を取り入れる。
②親の健診、外国人の健康診断は区の事業として他課（健康づくり係）と協力し実施した。

課題4　子どもの健やかな成長と発達支援
①公園遊びなど育児サークル支援で予算化したが数年で消失。その中でも地域運営で広がっているところもある。

　以上、調査結果から施策化や住民活動につなげることができた。

　調査後の保健師を取り巻く状況の変化で当時の施策化や保健活動が減少する一方で、地域では調査後も住民活動が継続されているところもある。改めて SPA 法による統計調査の理念を保健師間で共有しその方法を日常化していくために保健師たちが住民と共に実践し学習を継続していくことの重要性を痛感している。

6）まとめ

　2歳児調査を改めて振り返り SPA 法による統計調査の過程は保健師の日常活動と重なる部分が多く、SPA 法の特徴を深く理解し科学的な力として生かすことは自ずと保健師がめざす保健活動につながることを実感した。

　ここでは、調査段階の経過報告と重なる部分もあるが、まとめとして保健師たちの学びの中から特に必要と思った SPA 法の科学的方法に焦点をあて2歳児調査の実践を振り返り、日常活動に結び付けて考えていきたい。なお、2歳児調査でも調査段階も不十分な作業やできなかった部分もあり、科学的方法についても筆者はまだ十分に理解していない点もあるため説明が不足している部分もあると思われる。理論的な部分は藤岡光夫先生の著書や本書を参照していただければ有難い。

（1）保健活動に SPA 法を生かす上で認識しておくこと

保健師がSPA法の統計調査を取り組む上で、また保健活動を考える上で認識しておく2つのことを学んだ。

　まず、1つには「健康とは何か」保健師は人の健康に携わる専門職として理解する必要がある。一般的にも知られているＷＨＯの憲章前文「健康とは身体的、精神的、社会的にも完全に良好な状態であり（以降省略）」の健康の概念を専門職である保健師として深く理解しているだろうか。身体的、精神的健康を社会との関わりから健康を総合的に捉えることができているか今一度確認して欲しい。2歳児調査でも健康を理解している職種と自負していた保健師たちが心身の健康に偏り、健康を総合的に捉える視点の弱さに気づかされた。それと同時に住民の「生活」を深く把握する必要があるがこの「生活」のとらえ方も脆弱であることに気づかされた。

　2歳児調査では経験しなかったが、保健師全国活動研究集会のSPA法の分科会では藤岡光夫先生がＩＣＦ（国際生活機能分類）を紹介し事例検討を行っている。ここではＩＣＦについて詳細に触れないが健康を生活、社会との関連でとらえ、行動（活動）への支援を検討するためのツールである。保健師も住民の生活と健康の関連を捉え支援する職種としてＩＣＦの活用は意義があると分科会の学習を通して実感している。

　次に、SPA法による調査の対象は全数を前提としていることである。2歳児調査でも2歳児及びその親の全数を対象とした。保健師が取り組む調査は調査のための調査ではなく、公衆衛生活動（最近は地域保健活動ともいう）に生かすための調査である。そして、保健師は個別事例だけの支援に止まらず地域全体を対象にし、調査結果を生かす保健活動の実践者である。保健師にとっても保健活動の対象は地域全体であり、必然的に調査対象も全数であることを基本に置かなければならない。これまで経験した調査のほとんどが統計的に処理した一部を対象にしており、そこから把握できる調査結果は保健活動に意味がないと

は言えないが社会的弱者やサイレントマジョリティーを含めた地域全体の住民の実態や声が反映されているか疑問が残るところである。

(2) SPA法の科学的方法を日常活動に生かす

①統計利用と文献研究

　専門職である保健師が衛生統計を保健活動に活用することは当然のことである、と考える保健師は多いと思われるが、現状は日々の業務に追われ衛生統計を活用できていないように思われる。2歳児調査では人口動態調査統計を中心に横浜市18区の比較、また、経年的に把握する視点で検討し鶴見区の母子保健状況を保健師間で話し合った。鶴見区では日常活動を通じて実感していた若年妊娠率、離婚率が他区に比較して高いことが客観的な数値として把握することができた。また、これまでは単に統計数値を概観するだけであったが、保健活動を意識して統計を調べるとその活動に関連するデータに視点が広がっていく体験をした。しかし、検索しても死亡統計など性別、年代別など区別に公表されていないため実際に他区と比較ができない場合もあった。公表されている統計は国や自治体が必要としている統計を掲載しているため深く学ぶには限界もあることを改めて実感した。統計の学習では故丸山博先生が研究考案された α インデックス（乳児死亡率÷新生児死亡率）を活用し、統計を利用する視点を学んだ。（詳細は丸山博著作集『死児をして叫ばしめよ』農文協を参照）

　また、年間の乳幼児死亡数は少数で、特に幼児死亡数では年にひとりふたりである。或いはゼロという年もある。統計数値の1を単なる数値としてだけではなく、この1人の乳幼児はどんな状況で亡くなったのだろう？防げなかったのだろうか？疑問をもつことが専門職である保健師には求められる。当時は、鶴見区では一定の手続きにより死亡票を見ることができた。調査過程での作業であったか記憶は定かではないが1人の乳児の死亡票について保健師間で話し合ったことがあ

る。死亡票から死因の詳細、親の年齢などの背景が見えてきた。保健師たちはその乳児の死をどうすれば防げたのだろうか？何をできたのだろう？と死亡票の1枚の事実を重く受け止めたことを今でも記憶に残っている。一歩踏み込んで統計数値を深く読み取る努力は保健師が客観的科学的視点の力を培うことにつながると強く思う。

　余談であるが現在は個人情報の目的外使用などの理由から死亡票を見るのは困難だと聞く。安易な使用は避けるべきであるが保健師にとって地域住民の健康を衛る上で重要な資料と考える。

　衛生統計や保健に関連した統計を把握し、日常的に統計を保健師間で共有し保健活動と結びつけた話し合いは特に若い保健師の学習の場にもなると考えられる。

　統計以外の文献研究も重要である。文献から保健師の主観的な思いを客観的に裏付け、修正する上で重要である。しかし、特に研究論文を学習する時は出典を確認し、また鵜呑みにするのではなく批判的な視点で見ることも必要である。文献によっては様々な意見があり、そういう意味でも同じテーマは複数検索することが必要と思われる。行政は文献の宝庫でもある。まずは衛生統計と同様、日常的に行政統計、白書、関係する行政計画書などの所在を把握し活用することが第1歩である。

②住民視点と専門視点を統一した支援の重要性

　住民視点とは「健康や生活を住民の立場で捉える視点」であり、専門視点は当然のことではあるが「専門職としての保健師の視点」である。特に住民視点については個々人のイメージが違う場合も多く具体的に理解しておくことが重要である。2歳児調査でも保健師たちは住民視点を共有することから始めた。ここでも理解を共有するために具体例を挙げたいと思う。

　1歳6ケ月児健診後のフォローで家庭訪問した事例である。母親は公園遊びについて「公園に行くと子どもが他の子のおもちゃを取って

すぐケンカになる。他の子どもを押したり、砂遊びの邪魔をしたりこの子は周囲からトラブルメーカーと思われている。この子のためには公園に連れて行った方がいいとは思うが他の母親の目が気になり行かないようになった」と話された。この母親は「子どもにとっても公園遊びは大切と思っている。しかし、子どもが他の子に迷惑をかけると思うと人目が気になり二の足を踏む」というのが住民視点である。保健師は幼児期の心身の発達を育てる支援として公園遊びの企画を行うこともあるが、これまで行ってきた公園遊びはこのような親子は参加できにくいことを母親の話から知る機会となった。ここで、母親の気持ちに共感しつつも公園遊びの大切さを説明し、公園に行くよう勧めたら母親は保健師の支援を受け入れなくなるのではないだろうか。支援が必要な親子は地域で孤立することになりかねない。保健師は他の保健師仲間と話し合い、母親の立場に立って（住民視点）、母も安心し児にも楽しい経験ができる場を保障する視点（専門視点）で「やんちゃっ子も集まれ〜」という文言を入れた案内チラシを作成し母親に公園遊びを誘った。また、その公園遊びに子育て支援者も配置した。子育て支援者のサポートで児と楽しく公園遊びに参加することができた。このように母親の住民視点を受け止めつつ、保健師の専門視点と統一して支援を考えることが求められる。この支援が終わりではなく、これをきっかけに住民視点と専門視点を模索しつつ親子の支援は続くのである。本当に支援が必要な対象ほど住民視点が捉えにくいように思われる。日常的に住民視点を見ていく姿勢こそが保健師の専門視点の力量形成につながると考える。このことは次の課題として挙げている事例調査、事例検討からも筆者も含め保健師たちも学んだことである。

③事例調査と事例研究

　改めて、調査結果の自由記載欄から調査票について学んだ点に触れておきたい。調査票の自由記載欄には調査への期待も多かったが、行

政の批判、調査実施に対する批判などの意見も同じように見られた。そして、その内容は子育ての大変さや調査結果の活用方法の意見が詳細に書かれているのも少なくなかった。これまでの調査では自由記載欄は白紙が多く、このような経験はこれまでの調査ではなかった。この自由記載欄に書かれた批判も含めて母親のメッセージとして深く読み取る必要を感じた。同時に、調査過程を経て科学的に整理され住民視点に立ち作成された調査票は、母親が無関心ではなく調査結果の利用への期待、批判的意見などを母親の声として届ける動機づけになったのではないかと推察する。改めて調査票に住民視点を入れることの意義と調査票一枚一枚の重みを感じた。

⑤住民参加型の統計調査

　2歳児調査では、行政の施策や事業の展開と合わせて、住民主体の子育て支援活動の支援として、住民が子育ての実態を実感できるよう直接足を運び調査票を配布回収する協力依頼、調査結果の報告会、調査結果の情報紙作成などを実施した。この調査過程で保健師は地域役員、ボランティアなどへ調査の協力依頼から報告会までの住民とのやり取りの中で忌憚のない意見を聞く貴重な体験をした。当然ではあるが改めて地域住民と直接やりとりすることは住民活動の支援の基本であることを実感した。また、その相互関係の中で行政職である保健師の役割も構築できることを学んだ。

　そして、住民参加による統計調査は住民主体の活動の出発点にもなり、また、日常的に住民と共に活動を展開している住民参加の調査は住民活動がより発展していくことを0歳児調査の報告から学んだ。故丸山博先生が言われている「住民の中で、住民とともに」の言葉に尽きる。

　次の0歳児調査報告では住民活動の調査後の取り組みについて詳細に触れているので参照にしていただきたい。

(3) SPA法を保健活動に生かすために

SPA法の調査過程の各段階は「それぞれに意義があり、また各段階が有機的に関連し全体としての統計調査である。よって、部分利用においては全体の流れの中での位置づけではないため、利用に限界があることを理解しつつ活用することが必要である」と藤岡光夫先生は述べている。筆者も2歳児調査の体験を通し、改めて調査の各段階は有機的につながっていることを認識した。

　しかし、現実的には、すぐにはSPA法による統計調査を取り組めない状況もあるため、職場や学習会においてSPA法の理念を学び、基礎調査の取り組みは日常活動に生かされる科学的方法と思われる。部分利用として、大阪府の大先輩である速水敏子元保健師がSPA法を生かし日常活動からまとめた「乳幼児死亡調の統計的分析」がある。この調査は保健師の姿勢や活動のあり方を学ぶ報告でもある。是非、ご一読していただきたい。全国保健師活動研究集会の実践報告から自治体によって違いはあるが保健師業務の繁忙化と共に行政として期待される保健師の役割も本意ではないことも多いように思われる。その流れの中で専門職として直接、住民の生活を把握し、声を聞き、住民の健康問題の改善に取り組む活動が減少しているのではないかと危惧している。また、この状況に葛藤しながら、悩んでいる保健師も少なくないと思われる。そういう時に、共感できる仲間と共に日々の日常活動を振り返ることから始め、できることから少しずつ進んで欲しいと願っている。その小さな積み重ねが専門職である保健師としての力になり、保健師がめざす保健活動につながると考える。

7）調査経験者の声——子育て中に2歳児調査を経験して学んだこと,今,大切に思うこと

　この調査の一連の体験後、自分の保健師の仕事は確実に変わったと思う。調査当時、私自身も子育て真最中であり、専門職としての自分と子育て当事者としての2側面をもって臨んでいたが、調査を通じて

明らかになる子育ての実態を、まさに自分の立場とも照らし合わせながらある時は当事者としての共感を持って、ある時は客観的な視点を持って考えることができたように思う。

　例えば、パートナーの家事・育児協力の結果を見るとパートナーが頑張っている様子がうかがえたが、それらへの母親の気持ちを聞いた項目では、決して満足しているわけではない状況も少なからず見えたこのことに初めは意外な思いがしたが、その他の項目の記述を見ていると「自発的に動いてほしい」「家事は自分のやり方があるので手を出されると逆にやりづらい」「共働きなので育児家事をやるのは当然と思ってほしい」などの具体的な母親の言葉に、なるほど、そうかもしれないと共感する当事者としての自分を感じた。自分の中に当事者としての視点も加えて考えることで、保健師として目の前の子育て中の母親たちへの向かい合う目線や言葉かけの一つ一つに今までより深みが出た気がする。それは単なる子育ての経験者としての主観的な思いだけでなく、調査の中で実態として見えた母親たちの子育ての姿があって、自分の思いも客観的にとらえた上で、子育ての要因間に存在する思いに寄せる気持ちにも変化があった気がする。

　まだ新人の頃、自分には子育て経験がなく、乳幼児健診や家庭訪問でお母さんたちと接することに葛藤があったが、職場の先輩に「子育てしてないから」「子育てすればわかるわよ」と言われ、保健師の仕事を経験主義的な言い方をすることに、反発を感じていた。今回、自分の生活体験や様々な経験を客観視することで、保健師として仕事をする中で相手に向き合い理解するための感度を高めていくことができるということも体験した。子育てだけでなく、「くらし」に寄り添う保健師のだからこそ、自身の様々な生活体験は、保健師としての専門性の向上に深みを与えることができるかもしれないということを感じた（決して経験主義によるということではなく）。

その後、住民と向き合う際に、まず、対「人」として真摯に向き合うこと、寄り添いともに考えるという意識が強まった。そうする中で住民が信頼を寄せてくれたと感ずる場面が増えたように思う。そして、住民自らが解決を見出していく、そんな様子に、保健師としてどうすることが本当の支援なのか、ということを実感として学んだ。

　また、結果説明会で、参加者とやり取りをする中で、その地域での活動として取り組むべき課題を住民と共に見出した過程、そこから出たことを施策化する過程で、上司から納得がいかない内容について提案された時にも、保健師みんなで、調査過程や調査結果で見えた住民の実情を伝え、確信をもって一丸となり進めることができた時の高揚感も、いまだに鮮明な記憶として残っており、貴重な体験になった。

　当時の保健師たちも変わり、時間とともに、鶴見区で当時の調査の結

コラム②妊産期の飲酒実態調査から見えてきたこと

　2010年の乳幼児身体発育調査（厚生労働省）では妊娠中の飲酒は8.7％であり前回（2000年）の同調査の18.1％に比較し減少している。その背景として、2004年からはアルコールメーカーの自主規制によって飲酒による胎児への影響が普及されるようになったことが大きいと思われる。しかし、まだ約1割に近い妊婦は飲酒経験があり、その理由としては若い女性の飲酒機会が多くなったこと、少しの量であれば大丈夫だろうという間違った認識が推察される。2002年飲酒規制の表示がされる以前に横浜市鶴見区で4か月児健診に来所した母親を対象に妊娠前、妊娠中、産後の飲酒実態調査を行った。この調査は保健師たちが日常活動の妊娠届時面接や新生児訪問などで妊産婦の飲酒者が多いことを実感したこがきっかけである。調査結果では妊娠中は約半数、産後4か月までに約6割が飲酒をしていた。また、飲酒動機は母親自身の意識だけではなく妊娠中の飲酒についての社会認識、父親の飲酒や子育てのストレスなど母親を取り巻く環境が大きく影響していることが示唆された。保健師は妊産婦の飲酒問題を単に知識の普及啓発だけではなく、妊産婦の生活や取り巻く環境を把握し具体的な支援を行うことの重要性を改めて痛感した。この調査結果を受けて両親教室、育児教室、家庭訪問などの事業にアルコールに関する健康教育を取り入れ、また、断酒会、関係職種にも普及啓発を行った。

果として目に見える形で残っているものも正直少ない。しかし、調査に関わった住民の中には確実に影響はあったし、現在ある実践の中に必ずや当時の経過も一つの過程(歴史)として存在していると思う。

　今、横浜市では調査当時にも増して、行政として求められる保健師の役割が多様化し、自分たちが本当に大切なものを見失わずにいることは容易ではない現状がある。保健師の専門職としての本来の仕事から離れて行く状況にさらされているように思う。だからこそ、この調査の一連を体験した者として、この学びを周囲の保健師たちに伝えること、また、できるところをできるかたちで、日常の仕事の中で行動化していかねばと思っている。住民の生活に目を向けて、住民の声を聞いて、住民から離れない、ということを常に自分になげかけながら。

コラム③若い保健師のつぶやき…「誰のための事業？」

　国は介護保険の見直しの１つとして介護予防事業を地域活動として推進している。保健師は地域の介護予防活動を推進すべく高齢者体操グループづくりの組織活動を展開しているが、その在り方について保健師の学習会で話題になった。

　若い保健師が支援している地域の体操グループについての発言だった。参加している高齢者の身体機能のレベルは幅広く、地域の誰でもが参加できる体操グループである。

　ある時、機能が高い高齢者から内容をもっとレベルアップしたいという意見が出され、提案どおりに内容が変更された。その結果、機能が低い高齢者の参加が減少した。この状況について若い保健師から「この体操グループは機能が低い高齢者でも参加ができ、地域の仲間と共に運動を通して機能低下を予防し、閉じこもりにならないことを第一の目的にしていた。しかし、結局は元気な高齢者のためのグループになってしまった。

　自分は意見が強い高齢者の意見に何も言えず翻弄されたが、保健師としてどのように考え、対応をすればよかったのか？」と発言があった。保健師の誰もがこのような経験はあるのではないだろうか？

　声を出せない、声を出しにくい住民の声を聞く姿勢、弱い立場の高齢者も一緒に参加できる地域づくりを常に意識して活動しているだろうか？保健師たちに日頃の活動を振り返る機会を与えてくれた若い保健師の貴重な発言であった。

5-2-2 「0歳児調査」

1）はじめに

0歳児調査は先に報告した2歳児調査とほぼ同時期に実施した調査である。今回の報告では調査段階について詳細に触れていないが2歳児調査と同様、調査に関わった保健師たちは調査段階を経験し保健活動に必要な視点や技術を学んだ。そして調査結果を施策化につなげることができた。また、この調査結果から母子保健活動において改めて乳児期の育ちと子育て支援の重要性を痛感した。

この調査は14年の経過を経ているが現在も金沢区の母子保健活動の基本として位置づけられ地域でも子育て支援活動が引き継がれている。金沢区は調査前から住民と共に地域の子育て支援活動を積極的に実施しており、この0歳児調査の協力も多くの地域役員、ボランティアの参加を得ることができた。そして、調査に協力した住民たちが調査結果の報告から日頃、自分たちが実感していた課題を客観的に捉え、また、新たな子育ての困難な状況を知ることでさらに地域住民の自主的な活動へと発展することができた。

この0歳児調査報告では主に地域住民の主体的活動につながる過程を報告し、保健師が取り組む住民支援の保健活動のあり方を考えたい。

2）金沢区の概況

横浜市は政令指定都市であり18行政区に分かれ、各区に福祉保健

〈金沢区の概況〉 2006（平成18）年

面積	30.68 Km	人口	211,861人
世帯数	84,722	1世帯当たり人口	2.5人
年少人口	13.3%	高齢化率	18.2%
年間出生数	1,693人	合計特殊出生率	1.04（H17）
出生率	8.3		

センターが設置されている。金沢区は横浜市の南端に位置し、昭和30年代後半からは大規模な宅地開発が行われるようになりベッドタウンとしても発展してきた。また、金沢区は14地域(地区社協、連合町内会)単位で構成されている。

3）調査のきっかけ

　当時の保健師は母子保健活動（電話相談、家庭訪問、乳幼児健診等）で母親から育児の負担感や苦しさを聞くことが多いが「そのことを受け止めているだろうか？」、同時に「子どもたちが生き生きと育つ支援になっているのだろうか」と思いつつ、日常業務に携わっていた。また、地域での子育て支援への理解は関係する役員の一部に限られている一方で様々な関係機関では子育て支援の動きが始まり、全体像をどうとらえるのか？保健師が行う保健分野は何を担当していくのか？など先が見えない思いもあった。

　そのような時期に静岡大学人文学部の藤岡光夫先生より大学の地域貢献事業の情報をいただき、1事例1事例をもとにすすめる調査活動なら自分たちにもできるかもしれないと考え、調査を取り組むことになった。

　そして、子育て、子どもの育ちの実態、実態に基づいた住民・関連機関・行政の協働による支援のあり方を明らかにしようと、2003（平成15）年度の区の事業として予算化し「0歳児の育児実態と支援に関する調査」を行った。

4）調査の概要と経過

(1) 対象

　0歳児を持つ保護者（主に養育をしている人）の全数

　母子保健活動の経験から育児困難やストレスを感じることが多いと

される乳児期とした。

(2) 目的

育児をスタートして間もない乳児期の子育て状況とその背景を明らかにし、親子の健やかな発達に向けての具体的な支援につながる事業や、住民・関係機関・行政との協働による支援活動を推進する。

(3) 調査方法と過程

先に藤岡先生より紹介された「SPA法による分析」に基づいて①〜④の2段階を実施した。また、前報告の2歳児調査の調査段階とほぼ同様の経過である。

①第1段階　基礎研究（問題の共有、文献研究・資料研究・先進事例研究）

○保健師間の問題の共有

・母の主訴、生活、育児の様子、子どもの様子等の背景などが出され保健師間で課題の理解と共有を図った。

○基本的な育児関連の文献研究から

・育児は生存に関与する休みのない緊張状態

・他の活動の制限、閉塞感

・育児不安、育児ストレス、育児ノイローゼ

・家族形態が変化し母親一人に育児の負担が集中

・女性の仕事と家庭の両立の困難さ

・性的役割分業

・地域コミュニティーの疎遠化

・育児伝達の欠如

・密室育児

・虐待、世代間連鎖

等の育児困難の要因と「子どもの発達の理解」「健康的な保健行動の獲得」などの支援の必要性を確認した。

○社会情報資料としては以下の統計資料、白書や政策資料、先行事例等を検討した。
- 国民衛生の動向
- 母子保健法
- 男女共同参画社会基本法（1999年）
- すこやか親子21（2000年）
- 少子化対策プラスワン（2002年）
- 横浜市衛生年報、横浜市民生活白書平成13年度版、横浜市男女共同参画推進条例（2001年）、いきいきみらい計画（横浜市男女共同参画推進条例に基づく行動計画（2002）年、横浜市子育て支援事業本部運営方針
- 育児期の女性の生活・健康と母子保健活動の課題（K市）
- 海外の子育て事情「心の科学」
- 子育てサークル調査等

　以上の話し合いと文献学習から、一保健師が感じていたことが共通であったり、新たな気づきとなったり、また文献で確認出来深めることができた。この過程は保健師のチームづくりともなった。0歳児は、児がまだ意思表示をしにくく、ケアも多い時期で、不慮の事故や虐待が生じやすく、短期的にも長期的にも重大な結果になりやすい時期である。0歳児の1年間の重要性と児にも養育者にも丁寧な支援が必要であることを改めて確信し、調査活動の段階を進めていった。

②第2段階　基礎調査＝質的調査
○ヒアリング
〈対象〉　養育者、民生委員・児童委員、保健活動推進員等地域の人、保育園など関係機関
〈結果一部紹介〉
- 母親は24時間の育児により睡眠不足、父親の長時間労働による不

在から母子密着が強くなり自由になる時間がない。
- 母親の状況には父親の育児参加・夫婦のコミュニケーションなどが大きく関与し、祖父母との関係も大きい。
- 親の長時間勤務が子どもの夜型化に影響し、不機嫌な子、人の話を聞けない子が増えている。
- 育児中の母親同士の会話から自分だけじゃないとわかり気持ちが楽になった。自治会での交流機会を作っていくとよい等

○少数事例調査

16例を対象に家庭訪問調査。母親の年齢、生活状況、孤立、夫の育児参加の視点から16パターンとし、それぞれ家庭訪問後に事例検討を行った。基礎研究をベースに要因間の関連を検討し、仮説を整理した。

〈仮説一部紹介〉
- 母親の体調不良、育児疲労が育児への負担感や意欲低下につながり、適切な育児行動をとれにくくしている。
- 父親の長時間労働や出張による不在は母親の心理的緊張や不安を高める。
- 親の不適切養育体験の育児への影響は、配偶者・支え合える友人・信頼できる相談者等の存在が重要である。
- 外出は子どもの健康と社会性の発達に重要である。
- 近隣との関係は自然発生的には困難なことが多い。

○多数事例調査

対象は225例。4か月児及び1歳6か月児健診受診者、保育園0歳児クラスの養育者。少数事例調査から抽出した項目について記述式アンケート調査を実施した。

③第3段階　統計的調査＝量的調査

基礎調査を基に全数対象の統計的調査票を設計し実施。
- 対象　2002（平成14）年.8.1〜2003（平成15）年.7.31生の0

歳児の保護者全数　1692人
- 調査期間　2003（平成15）年9月〜10月
- 回収　1,259人　回収率　77.1%
- 方法　調査ボランティア（民生委員・児童委員、保健活動推進員）400人による自記式配布留め置き法、一部郵送法。調査までに各委員会及び地域に調査の説明を行うと共に子育て講演会の実施、地域において調査ボランティア説明会を開催

○調査内容
- 調査対象者の属性　母親と子ども及びその環境
- 育児中の生活状況（睡眠・食事・外出・労働）
- 母親の心身の健康状況、孤立状況
- 父親の労働、健康、家事・育児参加
- 夫婦の子育ての意識
- 父親以外の育児支援者
- 子どもの状況（健康や生活）と対応
- 公的・社会的支援

○調査結果（＊棒グラフの単位は%）

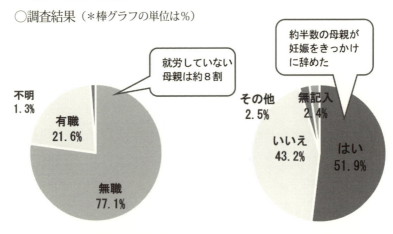

図5-2-2-1　母親の就労の有無　　図5-2-2-2　妊娠を理由に退職した割合

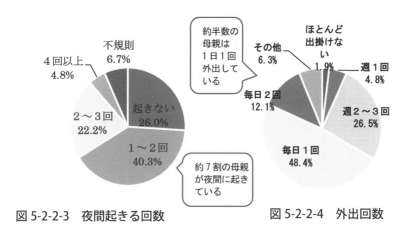

図 5-2-2-3　夜間起きる回数

図 5-2-2-4　外出回数

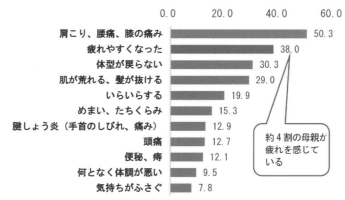

図 5-2-2-5　母親の心身の状況（上位 11 位）

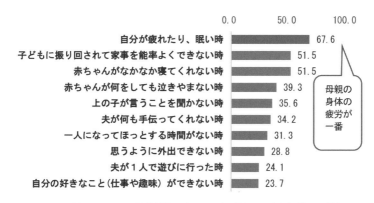

図 5-2-2-6　母親がストレスを感じる時（上位 10 位）

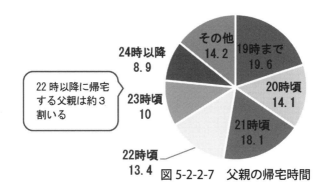

図 5-2-2-7　父親の帰宅時間

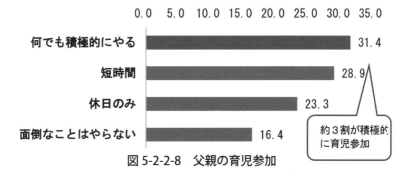

図 5-2-2-8　父親の育児参加

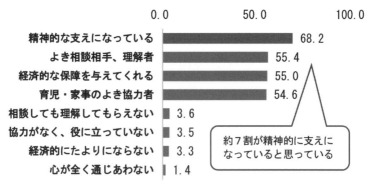

図 5-2-2-9　母親にとって父親の存在

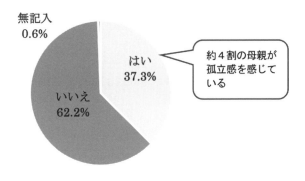

図 5-2-2-10　孤立感

表 5-2-2-1　孤立感を感じる時（上位 8 位）

孤立感を感じる時	%
子どもと二人で家の中ばかりで過ごしている時	52.0
仕事や社会とのつながりがなく、取り残されるように感じる時	38.0
夫以外の人と会話のない日が続いた時	37.5
赤ちゃんの入浴や寝かしつけを1人でやらなければならない時	36.9
周りに知っている人がいない時	22.8
お母さん達の集まっている中に入っていけない時	21.5
夫が飲みに行ったり遊びに行った時	21.1
夫が話を聞いてくれない時	16.2

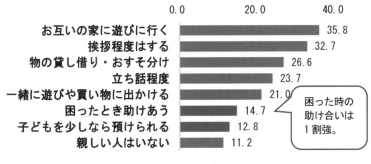

図 5-2-2-11　近所づきあい

- 単純集計
- パターン分析（*グラフの単位は%）

　パターン分析は問題や課題の要因の組み合わせを検討し具体的な支援を考えるための分析方法である。分析した中の2つのパターン分析を紹介する。

○母親の気持ちがふさぐ（精神的健康）に関連する要因
＊仮説　夫の帰宅が早く、母親の孤立感がないと気持ちがふさぎにくい。
＊結果　母親の気持ちがふさぐことは夫の勤務状況にかかわらず母親の孤立感の有無に関連が見られる。

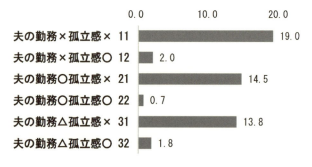

（出典：静岡大学人文社会科学部、社会統計学研究室、藤岡光夫作成）

図 5-2-2-12　気持ちがふさぐ

○母親の赤ちゃんへの不適切対応（手荒く扱う、たたく、どなる）に関連する要因
＊仮説　夫の帰宅が早く、母親の孤立感がないと子どもの不適切対応（手荒く扱う、たたく）は少ない。
＊結果　母親の不適切な対応（赤ちゃんを手荒く扱ったり、たたいてしまう）は夫の勤務状況、母親の孤立感の有無に関連が見られる。

　以上、結果の一部を紹介したが、下記の実態が確認された。
- 0歳児育児中の母親

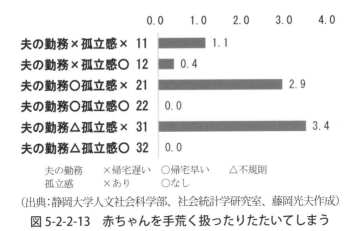

図 5-2-2-13　赤ちゃんを手荒く扱ったりたたいてしまう

　24時間の育児専業状態が多く、0歳児の世話の特徴から、睡眠中断や睡眠不足、生活リズムの乱れ・バランスの良い食事がとれない・育児の疲労やストレス・孤立感
→母の心身の健康や育児に影響している。
・育児中の父親
　　長時間労働、不在がちな父親
→育児に参加しにくい状況であり、父の心身の健康へ影響している
・地域での交流の希薄から母親の孤立、閉じこもりがちな状況
→子どもの体験が限られ、発育への影響が懸念される。
④第4段階 調査報告会の実施と住民の変化～住民主体の地域支援活動～
　調査報告会はまず金沢福祉保健センターの各課・係を超えてそれぞれに配置されている保健師全体に行った。
　区全体報告会は2004（平成16）年2月に、住民（調査ボランティア、調査対象者、他）と行政内部、関係機関を対象に実施した。
　302人の参加が得られ、その後の各地域での報告会や関係機関（地域ケアプラザ連絡会、保育園長会、区内病院等）との報告検討会につながった。
　地域報告会は各地区担当の保健師が中心となり平成16年2～12月

に48回開催、2,004人が参加した。

住民からは「全体報告会を聞き、今回は地区毎に聞いてよくわかった」との声があった。調査ボランティアに参加した住民からは、「自分がアンケート用紙を届けたお母さんと赤ちゃんにできることはないか」等話し合いが進んでいった。

また、検討を行うメンバーに育児サークル等養育者を入れて行うなど、地域の状況に合わせて進めた。報告会や検討を重ねる中で継続して取り組む必要性が出され、具体的に話す機会として「子育てしやすい地域をすすめる会」が14地区中5地区で立ち上がった。

元々子育て支援を進めていた主任児童委員や民生委員・児童委員、保健活動推進員等地域の役員の人たちはその中心となり、調査ボランティアも支援者として拡がっていった。

調査結果をもとに今まで見えにくかった子育ての状況について、区全体が子育て支援をしようという動きになり、各地区社協が運営主体となって、「親子が集えるサロン」が17か所になった。以前親子サロンに対して、「親が自分ですればいいことをどうして地域がしなければならないのか」と保健師に話した地区の会長も、自分の地区のサロンで親子に囲まれ笑顔を見せてくれていた。

支援活動は住民と一緒に検討しつつ、区全体の推進として、調査結果と今後の取り組みを掲げた冊子の作成や子育てシンポジウムを開催した。下記は冊子の一部分である。

> **安心して子育てできる地域づくりを進めます**
> **地域・関係機関・区が協働して取り組みます**

> **子育ての現状・課題の理解を広げます**
> イベント・キャンペーン・ボランティア講座実施
> 親子のくつろぎの場・情報コーナー設置等

> **健康な家庭づくりをサポートします**
> 家族で子育ての推進、協働で健康・育児講座開催、母子手帳交付時の情報提供

5）報告会後の展開「健やか子育て連絡会」の発足と活動の展開（住民・関係機関・行政の協働）

「子育てしやすい地域をすすめる会」は保健師の働きかけにより、7地区に増え、地区の子育て支援をどのように進めるか、各地域のすすめる会のメンバー（前述の地域役員や養育者）と保健師などで検討・整理した結果「他の地区との情報交換を行いたい」という声が上がり、7地区のすすめる会のメンバーが集まり、2005（H17）年度「健やか子育て連絡会」が発足した。

〈連絡会の目的〉

乳幼児の健全育成を目指して地域の子育て支援活動に関する情報交換、問題課題の整理を行い、金沢区の子育て支援のあり方の検討・提案をする。

〈参加者〉

7地区のすすめる会の代表、育児サークルの代表（乳幼児の養育者）、民生委員・児童委員の代表、主任児童委員の代表、保健活動推進員の代表・関係機関（保育園長、地域ケアプラザ等）の代表計15人。

〈連絡会の経過〉

まず各地区の支援活動の目的・課題を整理した。0歳児育児実態調査をもとに、地域・養育者・関係機関・行政が①すぐできること②時間がかかるができること③すぐにはできないが必要なことに分けて表5-2-2-2のとおりに整理を行った。

その中から地域の子育て支援の輪を広げていくには、子育てへの理解をすすめる啓発活動の重要性が確認され、次年度に優先的に取り組

表5-2-2-2　支援活動の整理

	すぐできること	時間がかかるができること	すぐにはできないが必要なこと
住民活動			
保健行政			
関係機関			

むべき共通の課題となった。また、子育て支援は支援をする側と受ける側という立場ではなく、同じ立場で意見を出し合う必要性や連絡会に14地区全てが参加し、子育ての課題に取り組む必要性が出された。

　2006（平成18）年度は連絡会の設置要綱を制定し、全14地区の子育て支援の実践者が参加し、区全体の課題を議論できる場を設定した。そこで0歳児育児実態調査に戻り、乳幼児の健全育成を目的として子育て支援を検討した。

　話し合いの中で共通課題を整理し、区の子育て支援の目的やスローガン、地域・養育者・関係機関・行政がそれぞれ行う子育支援の具体策を明確にした協働の指針を作成した。また啓発活動として養育者向け2回、支援者向け1回の講演会の開催と、冊子（支援者向け「子育てしやすい地域づくりに向けて」、養育者向け「子育てきらきらMAP」）を作成した。2007（平成19）年度以降も活動を継続展開している。

6）まとめ

　今回の0歳児育児調査から子どもの発育に関わる養育行動の背景には、母親の健康・生活・労働、父親の労働や健康・育児参加、近隣の関係、育児の支援者の有無、経済、育児休業、保育所等さまざまな要因があることと、具体的な支援活動を明らかにすることで、住民とともに子育て支援活動を検討し、展開してきた。その過程では、調査結果からの現状と支援内容、調査目的を踏まえ、参加者が共通認識を持てるよう配慮した。また話し合いだけでなく、実際の支援活動の実践も大切である。

　今回の調査活動は、それ以前の先輩保健師の地域保健活動があったこと、保健師の地域保健へのこだわり、上司の理解と区事業に位置づけ組織として取り組めたこと、調査活動当初より住民との協働ですすめたことから、住民とともに調査活動を実施でき、その後の「健やか子育て連絡会」の発足や「協働の指針」の作成を含め、母子保健・子

育て支援活動が展開したと考える。大学との協働による今回の調査過程は、初めての体験で理解不足で不十分なところもあったが、SPA法を学びながら4段階を進めて行った。

　第1段階では住民視点を基本に置きつつ、保健師のこだわり（専門視点）を話し合い、文献研究により客観的科学的に検討することができた。

　第2段階では、ヒアリングで住民の声を聴き、少数事例調査では事例の現状とその背景・関連を捉えること、予防の視点を持って、従来ありがちな処遇対応に終わらない事例検討を行うようにした。1事例1事例は多くのことを深く教えてくれ、その後の展開のベースになったと思う。多数事例調査は、さらにこれまでの過程を確認し、次の統計的調査につながった。

　第3段階の統計的調査では、400人を超す地域の調査ボランティアが、0歳児家庭に訪問し調査票を届ける全数調査を実施した。

　この調査に至るまでの各地域・各委員会との相談や子育て講演会・調査説明会等の開催、そして地域の調査ボランティアによる調査活動の実施は、その後の地域の支援活動の展開に大きく関連したと思う。対象が一部でなく全数調査であることも重要である。

　第4段階の住民・関係機関・役所内部への報告会はできるだけ多くの開催を目指した。報告会で調査結果（親子の実態、子育ての実情・望んでいる支援活動）を報告して、報告会参加者と検討することで支援活動につながっていった。また関係機関との連携も調査結果を共有し検討をすることから、役割分担をしながらの協働につながっている。SPA法のそれぞれの段階は次の段階につながっていること、それぞれの段階で丁寧に学びながら実践していくことの大切さを感じている。その過程は保健師の力量形成となり、住民との協働を深めるものであった。今回実施したSPA法の過程は、保健師活動そのものであり、保健師が行う調査活動は特別に調査を行うものではなく、日常活動に位置づけ実践するものであると実感した。

5-3　退職後の保健師の活動

1）退職保健師が子育てサロンの一(いち)ボランティアとして思うこと

　保健師として働いていた頃、調査活動を一緒に取り組んでくれた地域の民生委員さんを初め、子育てサロンを開いて継続させている地域の素晴らしい方々にたくさん出会い、退職したら私もそうなりたいと願い、退職後自分の住む地域の子育てサロンのボランティアに加えていただきました。

（1）地域子育てサロンの意味
　～参加親子にとって、ボランティアメンバーにとって～
①地域主体の「地域子育てサロン」の特性と重要性

　ボランティアメンバーの構成は、若い頃から保健活動推進員、民生委員をされた女性の町内会長さんで現在82歳、80代OGの方や現委員の40代～70代の皆さん10数人です。リーダーは40代の主任児童委員さんです。高齢のボランティアの皆さんは、立った姿勢での赤ちゃんの抱っこは怖いからと控える方が多いですが、お母さんがフロアに座っていると寄って行って、お母さんに話しかけ座って赤ちゃんを抱っこしています。「かわいいね」「大きくなったね」「私たちの子育ては～だったのよ」等の会話。遊び上手の方は、幼児とキャッキャと言いながら遊んでいます。

　私が参加者の母親だったら、我が子へのこのようなやりとりはとても嬉しく、また自分が住んでいる周りの経験豊かな人たちに、我が子も自分も知ってもらえている安心感、この地域に足がついたような気がすると思います。

　現在、子育てサロンの主体は様々となり数も増えていますが、地域主体の子育てサロンならではの重要な特徴と思います。私自身も今までの家と職場の往復から、ボランティアメンバーを経験して、自分が

この地域に存在している実感が得られたように感じます。
②ボランティアメンバーにとっての健康づくり

　終了してから高齢ボランティアさん同士で「子どもに遊んでもらうには体力がいるね」「サロンの日は帰ってから昼寝する」等話しています。高齢者の体力づくりは様々な方法があります。地域の生活の中で支え役を担いつつ、自分も得ることがある、そのプロセスが心身の健康づくりになっている姿は良いのではないでしょうか。

（2）「担い手」の発想の転換

　子育てサロンボランティアメンバーの皆さんはほとんどの方が様々な地域役員を引き受けて忙しくされています。よく聞く「担い手」という言葉、最近は違和感を覚えます。自分が何でも引き受ける担い手になれるだろうか？と自問自答すると躊躇してしまいます。保健師の皆さんはどうですか。そのような役を引き受ける方は奉仕精神旺盛な一部の特別な方なのでしょうか？現状はそうかもしれません。そのような地域の先輩の皆さんから学ばせていただくことがたくさんあります。しかし自分を含め、多くの人が大変過ぎることはNO、少しならOKなのではないでしようか。地域役員やボランティアは頼まれたから受けるのみではなく、その人にとっては自分自身が主人公ですから、その活動の大切さを実感したり、自分にとっての必要性を自覚した時に、楽しみながら取り組めるのだと思います。ひとりひとり得意不得手もあります。今は忙しいが状況が変われば少しはやれる… この分野なら参加できる、等々。地域の誰もがこの部分ならやってみたいと、少しだけ担い手参加するスタイルができれば、子育て世代も高齢者もあらゆる世代が参加し合い、孤立が少なくなっていくと思います。参加することがそれぞれの心身の健康づくりになります。誰でもが支える側になったり、支えられる側になる流動的なあり方を作っていくとよいと思います。では誰が作っていくのか？地域で自然発生するもの

ではなく、地域に関連する行政や関係機関が地域づくりのイメージを持って、地域と学び合いながら進めて行くとできあがっていくのではないでしょうか。

(3) 地域担当保健師に望むこと

　地域子育てサロンには様々な関係機関がサポートしてくれています。区福祉保健センター子ども家庭支援課保健師、同じく福祉保健課事業企画担当保健師、区地域振興課担当職員、社会福祉協議会担当職員、地域ケアプラザコーディネーターなどの皆さんがサロン当日に来てくれたり、年1回の反省会には皆が揃います。先日の反省会では、「和やかな雰囲気が良いですね」「地域の皆さんがとても熱心で素晴らしいと思います」「参加者に合わせて公園遊びを取り入れているのはとても良いですね」「パラバルーンが好評なサロンもありますよ」等のアドバイス。その後は夏祭りの話で盛り上がりました。私には初めての反省会で発言の機会もありませんでしたが、悶々としている自分がいました。私の隣のボランティアの方は何かを言いたそうにも見えました。今思うと私はその場に、保健師に以下のようなことを期待していたのだと思います。

①子どもの発達や住民の健康についてさりげなく確認し学びにつなげて欲しい

　「公園遊びを取り入れているのはとても良いですね」と言ってくれたのは保健師。その意味を伝えてくれることで、外遊びへの関心や子どもの過ごし方について話が展開したかもしれない。それらの積み重ねが子どもの成長を支える地域にづくりにつながっていくように思われます。

②地域の人の声を聴く機会を活用し生かして欲しい

　話すのが得意な方もいますが、地域の会合では皆さん控えめです。地域の話し合いはさりげないことも多い。行政の保健師が仕切るわけ

にはいきませんが、健康づくり・予防活動を地域で展開する専門家として、1人でも多くの住民の声を聴く有効な機会であると思います。それは住民にとってもお互いの意見を共有できる機会になります。

現役時代に体験できた調査活動は、住民の声を聴き、住民の方と調査活動を展開し、支援活動につながるものでした。今1人の子育てサロンボランティアとして、この地域の親子に何が必要なのか？　どのような健康支援が必要なのか？　それは何とも言えません。勘や思い付きで見出せるものではないからです。調査活動で明らかになることの重要性を改めて思います。そして調査活動は保健師活動そのものであり、次の展開に向けて住民とともに繰り返し進めていくものだと実感しています。

2）退職保健師のひとり言
1、私が一関市役所に奉職した1972年（昭和47年）当時のこと
○地域に出向き行う集団検診

結核検診（胸部X線撮影）がん検診（胃がん・子宮がん）、成人病検診（尿検査と血圧測定を結核検診会場で保健師が行っていた）。

○乳幼児健診

岩手県国保連が進めている乳児死亡ゼロ運動の中、保健所（県）を会場に保健所保健師とし保健師が共同で3・6・9・12か月児健診と3歳児健診を行っていた。

○保健師は地区担当制と業務分担制

駐在保健師が11人中4人で家庭訪問を主な業務とし、本庁勤務の保健師は各種健診等業務を分担、当時の保健師活動実績報告に活動（業務）内容の特徴があった。

○先輩保健師は毎日のように死亡・出生・妊娠届出（母子健康手帳交付）等の台帳を関係者の協力を得て作成

○地区担当保健師がこれらを基に家庭訪問、衛生教育の資料に活用。

〇国保の事務職の方が作成した資料からの学び

　地区別の医療費状況（外来・入院）の資料をいただき、地域によって違うこと、例えば、医療機関の少ない地域は比較的充足している地域と比較し入院日数が長く外来日数が少ないこと。このことから、身近に医療機関があった方が早期治療に結び付くこと。医療費状況を見る時、医療機関の有無も大きく関係することを学びました。

〇がん検診精密検査の受診率

　精密検査の自己負担分を10割給付で行っていた時代は精検率99〜100％、10割給付をやめたとたんに精検率は低下傾向にあった。

2、私が統計に関心を持つきっかけになったこと

　年々、保健師の増員や先輩保健師の退職などもあり、若かった私にも後輩が出来、嬉しく思いましたが、仕事に対しては、疑問ばかりが生まれてきました。乳幼児健診では、保健所保健師さんからの全面支援と常に指導下で受け身での従事、がん検診の受診率の伸び悩み、成人病検診と言って尿検査とビクビクしながらの血圧測定。当時、血圧測定は医療行為、測定値結果への対応はどう考えればよいか？悩みは増すばかりでした。

　昭和57年、20年間の子宮がん検診二次健診対象者の追跡を試みました。結果、二次検診対象者から子宮がん死亡者はなく、子宮がん死亡者の集団検診受診を確認できませんでした、この結果から、子宮がん検診は一次健診から細胞診による診断。自信をもって受診勧奨できると思いました。この体験が、全住民の健康台帳作成（日々台帳の加除が行われる）の足掛かりとなりました。このことを契機に事業に関係する数値に関心を持つようになりました。

3、全国保健師活動研究会(自治体で働く保健師のつどい)での学び

　毎年全国保健師活動研究会に出かけSPA研究会の藤岡先生や仲間に健康方程式・人口動態統計の見方や考え方を教示いただいた。
更に、平成6〜8年に東北地区保健師活動研究集会で「保健統計を施策化するために」で藤岡先生から学びました。
○当時、SPA法は「一人一人を大切にするという統計」と勝手に考えた私は、就職以来書き溜めていた乳児死亡台帳を、妊娠週数・出生体重・死亡時の状況を並べ替えてみた。そこから、当市の乳児死亡は予防できたのではないかという気づきと、乳幼児健診での育児相談で生かせると思いました。また、庁内相談として毎日行っている妊娠届出や出生届出時相談でのハイリスクの把握から、「産後サポーター派遣制度」などが施策化されたこと、障害福祉に異動し当市の母子保健システム（全数把握全数対応の母子保健施策）の発達相談から障害児施策の療育事業に一歩踏み出せたこと、その子達も成長とともに一度親元を離れて行くが、いづれ、また、親元に戻り生活していること。障がい者施策も措置費から支援費（自立支援給付費）へと大きく制度改革があり、身体障害者手帳・療育手帳交付で出会う人々から保健・医療・福祉・教育がつながっていること、その積み上げから施策も生まれるのだと気づかされたことを思い出します。

4、退職して思うこと

　定年退職し9年目、現職から離れ一住民として最近は「ビックデータ」「オープンデーター」「ＰＤＣＡサイクル」【ＰＬＡＮ（知りたいことは何か）⇒ＤＯ（データをと取る、調査する）⇒ＣＨＥＣＫ（データを整理、地域別や家族形態別にして解釈する）⇒ＡＣＴＩＯＮ（データに基づいて行動する、評価）】という言葉を耳にします。統計の歴史を学ぶとき、必ずナイチンゲール（近代看護教育の母）が「イギリス軍の戦死者・

傷病者に関するデータを詳しく分析し、彼らの多くが戦闘で受けた傷やそのものではなく、傷を負った後の治療や病院の衛生状態が十分でないことが原因で死亡したことを明らかにした」というエピソードが紹介されている。看護が統計に関係していることをちょっこり誇りに思いながら、データは私たち一人一人の意思決定や社会全体の決め事にかかわっているなと気づくことも多いです。

　個人も社会全体（地域）でも客観的なデータに基づいて判断する必要があると思います。それが真実であれば説得力があります。私たちの日常のくらし方が、ビックデータやオープンデータの活用ですべてが表現されるとは思いません。一人一人のくらしを直視している保健師の皆さんで人と人を繋ぐ手立てとして、素敵な「ＰＤＣＡサイクル」を回すためにも、個の課題を丁寧に見つめる力を深め育てるためにも新たな施策のためにも保健師自身が日頃の業務での気づきを理論化した、横浜市、長崎市の事例に、藤岡先生のSPA理論に学び身近な活動で実践してみてください。これからも地域活動に活かせると思います。

　私は自分の中の自分と自分を繋ぐために、自分の気づきを行動に結ぶ手立てとして活用したいと思っています。

第6章 あとがき

　SPA 研究会のこれまでの総括として本書の刊行にたどり着いた。10数年前から課題になってきたことが、やっと実現できた安堵感がある。その一方で、この間の経過を振り返る機会を得、想い起すことも多々ある。

　SPA 研究会の理念に基づき、科学的な方法を用いた保健活動の実践を継続することは容易なことではなかった。保健師の方々の職場でのご苦労も多かったことと思う。一時は全国に展開した学習会や研究会も、継続が難しいところが増え、私の健康問題も重なり、大きな流れは止まったかに見えた。しかし、研究会活動は途切れることはなく、今日まで継続することができた。長い研究会活動の中では無念に思うことも少なからずあったが、理念に基づく方法を貫く保健師の存在があり、継続ができたからこそ、私も研究者としての専門研究の一方、SPA 研を通じた協同の活動を続けることができた。共著者の保健師の方々とは、長い年月の中で蓄積した成果を共有できた。また、本書執筆の様々な過程で、次の世代やさらに若い世代の方々の関わりや協力もみられ、新たな展開への期待も膨らんだ。

　本書は、SPA 研究会を通じた保健師と研究者の協同の歴史的記録であるが、過去の書ではない。現代に活かすべき本であると考えており、改めて、本書が、住民の健康格差の縮減、公平な健康実現を目指す活動に貢献できることを願い、本書を公刊する。

（藤岡　光夫）

○長崎市・横浜市は、調査活動を行うことで保健師自身の日頃の活動がつながり施策化している実例です。

　私は調査活動の実際・実践は体験しませんでしたが、全国保健活動研究会で学ぶＳＰＡ法は一人一人を大事にしているからこそ、保健活動という得体の知れない実践を可視化し、理論化でき、人々の心に響く言葉として生かされ施策化されるのだと実感しました。
藤岡先生の「生命とくらしの統計学」にお会いし、ご指導をいただき、気づくことができました。本当にありがとうございます。

（阿部恵美子）

○このようなまとめの機会をいただき感謝しております。当初より、ご指導くださった藤岡先生には心よりお礼申し上げます。また、SPA研の皆様、調査を一緒に取り組んだ仲間たち、上司の方々、そして住民の皆様、ありがとうございました。

　そして、保健師の皆様へ、大人も子どももすべての住民が健康で幸せに暮らせるよう活動されることを願っております。

（加藤　節子）

○2歳児調査の経験は私の保健活動の基軸として困難な状況の時も示唆を与えてくれ、横浜統計研究会の仲間と共に保健師の役割を模索し続けることができたように思う。調査を共に取り組んだ保健師たちも私と同様貴重な経験を糧に活動しているのではないだろうか。

　そして、全国のSPA研究会の方々との交流は横浜統計研究会の励みになり、一自治体では学び得なかった多くのことを学ぶことができた。最後に執筆の機会を頂いたことに感謝すると共に、長年SPA法のご指導と励ましを頂いた藤岡光夫先生、全国のSPA研究会の皆様に深くお礼を申し上げます。

　また、静岡大学社会統計学研究室の佐藤夏実さんには多忙な学業

の中、横浜の統計調査の分析作業に多大なご協力をいただき心よりお礼申し上げます。
(瀧口京子)

○当時の調査を振り返りながら、改めて考え学ぶ貴重な機会でした。編集過程で藤岡先生やSPA研の先輩方から頂いた教えや言葉の数々は、今後の私の保健師活動の中で大きな存在を持つことになると思います。編集に関われたことに感謝し、住民視点を忘れないこと、この学びを胸に刻んで実践に活かすことを誓って、また、SPAの考えが多くの仲間に伝わることを願って後記とします。

(田中　美穂)

○1997年（平成9年）にＳＰＡ法と藤岡光夫先生と出会い20年が経ちました。この間、島根、熊本、静岡、鹿児島、大阪、北海道、東京、横浜、岩手、宮城、長崎と全国の保健師さんと出会うことができました。保健師のつどい（現・全国保健師活動研究集会）が出会いの場であり、継続学習の場でもあります。参加のたびに元気をもらっていました。この間、藤岡先生が調査活動指導の酷使の中で難病に罹患され申し訳ない思いでした。また、保健師の仲間もがんなどに罹患するなどがあり、実感として「健康とは何か」健康課題の解決のための住民視点と専門視点、ＩＣＦの視点で、住民の生命（いのち）と生活（くらし）を守る活動について考える機会となりました。研究集会の実践講座での手引書として、この本が出来上がることに藤岡光夫先生、執筆者の皆様はじめ全国のＳＰＡ研の皆様に感謝するとともに、全国の多くの保健師の皆さんのバイブルになることを期待します。

(吉峯　悦子)

【編者・著者紹介】（五十音順）

藤岡　光夫（静岡大学）
阿部恵美子（元一関市保健師）
加藤　節子（元横浜市保健師）
瀧口　京子（元横浜市保健師）
田中　美穂（横浜市保健師）
吉峯　悦子（長崎市保健師）

〈PHNブックレットNo.19〉
生命（いのち）と生活（くらし）の統計
―SPA研がめざした住民の声とSPA法を生かす保健活動

2018年1月28日　初版第1刷
　編　者　藤岡光夫・吉峯悦子・瀧口京子
　企画・編集　全国保健師活動研究会

　発行者　谷　安正
　発行所　萌文社（ほうぶんしゃ）
　〒102-0071　東京都千代田区富士見1-2-32　東京ルーテルセンタービル202
　　　　　　　TEL 03-3221-9008　FAX 03-3221-1038
　　　　　　　郵便振替　00190-9-90471
　　　　　　　Email info@hobunsya.com　URL http://www.hobunsya.com

　印刷・製本／モリモト印刷　装幀／レフ・デザイン工房

©Mitsuo Fujioka. 2018. Printed in Japan　　　ISBN978-4-89491-351-6 C3036